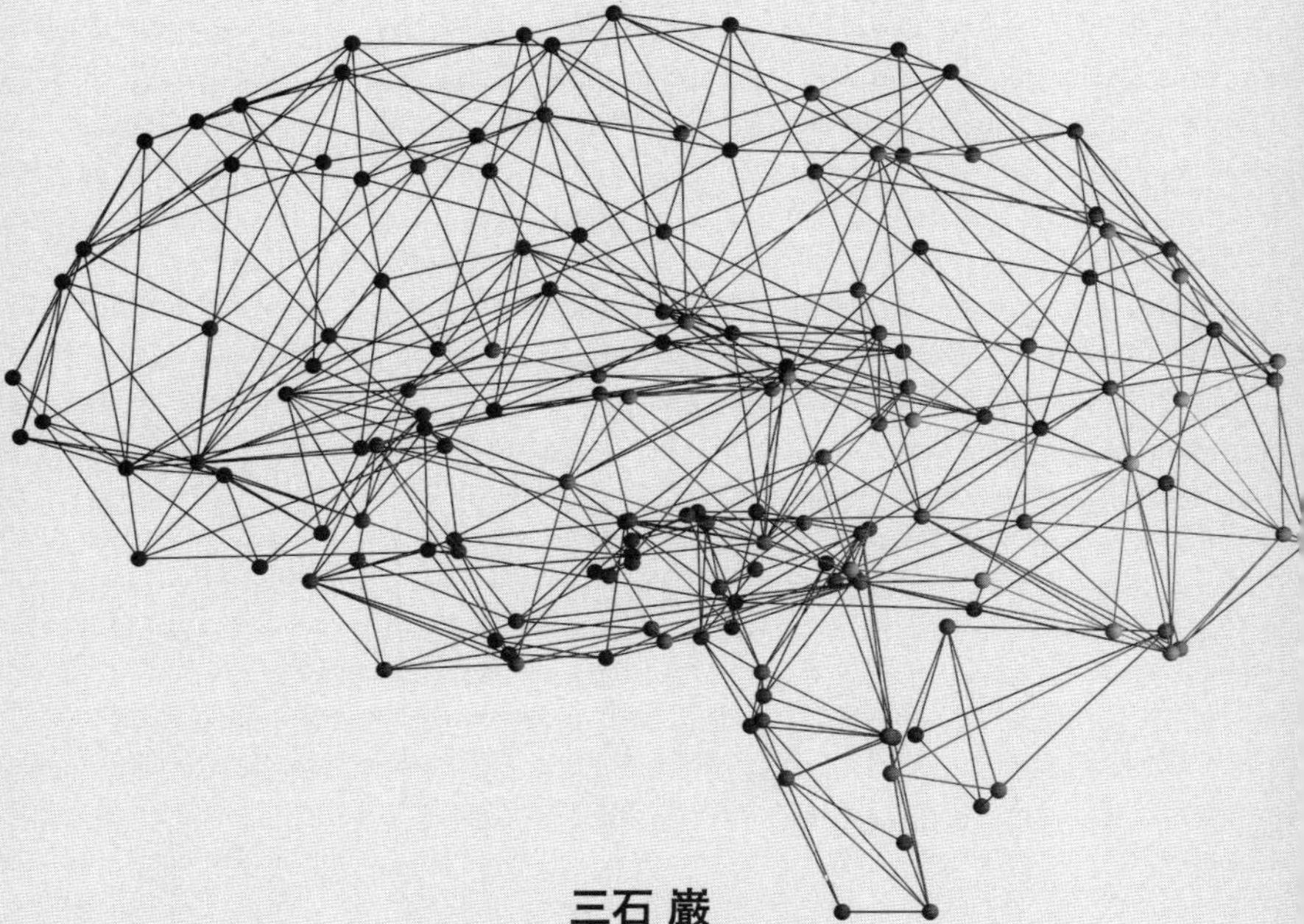

三石 巖
Mitsuishi Iwao

誰でもできる
頭のよくなる習慣

祥伝社

本書は１９９７年４月に海苑社より『できる子もできない子も脳はみんなおんなじだった！』として発行された作品を底本に、再編集したものです。

〈読者のみなさんへ〉


脳は生まれつき平等です。

脳の機能を向上させるには、難しい本を読むことや、筋道を立てて考えることが大切です。一方でテレビゲームやスマートフォンにばかり夢中になっていると、脳の機能は低下してしまいます。

ここでいう脳とは大脳新皮質を指します。大脳新皮質は記憶や思考など、人間が生きていくうえで欠かせない行動を司る司令塔です。

まえがきに代えて――編集部から

本書の著者・三石巌先生は物理学の教授として、多くの大学で教鞭《きょうべん》をとられました。還暦を機に医学にも造詣《ぞうけい》を深め、分子栄養学を提唱。自ら実践するために一九八二年、八十一歳のときに株式会社メグビーを設立されました。

その傍《かたわ》ら、さまざまな著作を精力的に上梓《じょうし》しています。科学読み物の古典として知られる、ファラデー著『ロウソクの科学』の翻訳は、ベストセラーです。

本書は一九九七年に海苑社から出版された『できる子もできない子も脳はみんなおんなじだった!』をベースに、メグビーのスタッフの協力のもと、加筆修正しました。小学校六年生が主人公で、子どもにも読めるような平易な文章ですが、科学者ならではの客観的な立場で「頭のよくなる習慣」について執筆されています。

補足説明ページはメグビーのスタッフへの取材と三石先生のこれまでの著作を参考

に、今回、編集部で作成いたしました。

三石先生のご著書『医学常識はウソだらけ』に「長寿と長命は違う」という記述があります。生きている実感があるのが「長寿」、寝て食べて満足するだけなのが「長命」です。

体だけでなく、頭も明晰《めいせき》でボケることのない老後。それが長寿ではないでしょうか。

本書が読者の皆様の長寿に資することがありましたら、大変にうれしく存じます。

二〇一九年十月

祥伝社書籍編集部

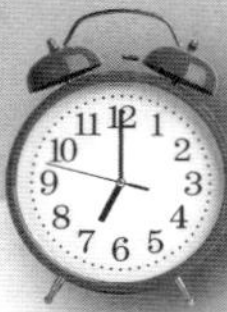

目次『誰でもできる頭のよくなる習慣』

第2章 知は力なり

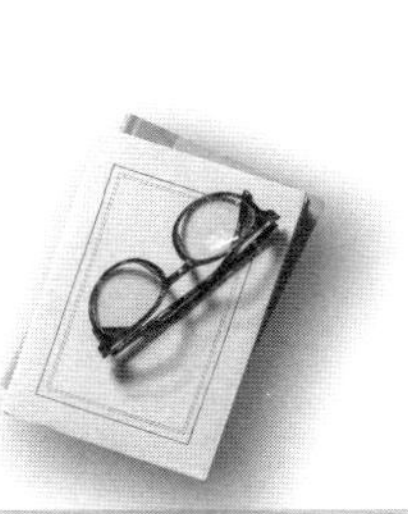

第3章 脳は生まれつき平等

第4章 脳と栄養

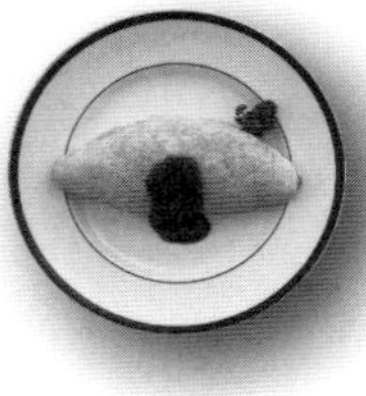

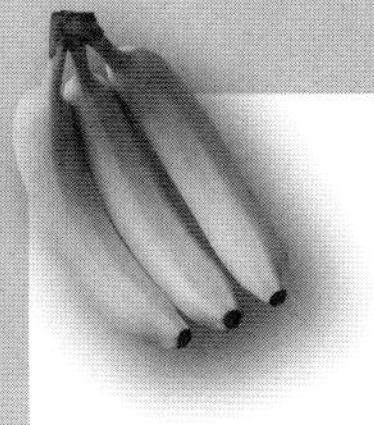

装　丁――盛川和洋
図版作製――J-ART
イラスト――西間木恭一
編集協力――大島永理乃

第1章

「頭がいい」とはどういうことか？

この章では、こんな疑問を解決します。

●朝ご飯はなぜ食べたほうがいいのか
●ニューロンとは何か。そしてどんな働きをしているのか
●「魚の目玉を食べると頭がよくなる」は本当か
●「よい頭」とはどういうこと？

●朝食抜きはなぜ悪い？

メグは小学六年生の女の子。まことはメグのおじさんです。犬の名前はロッキーと言います。

メグ　私、K中学なんてあきらめるわ。

まこと　何だ、今ごろになって弱音をはくなんて……。何かあったね？

メグ　うん。

まこと　言ってごらんよ。

メグ　今日のテストよ。まるで出来なかったの。頭が悪いのかなあ。

まこと　そんなにはっきり言えるところを見ると、算数のテストだね。

メグ　そうなのよ。

まこと　算数は得意のはずだったじゃないか。

メグ　それが、今日はダメだったのよ。

まこと　そこで、頭が悪い、と思ったわけか。頭はよくなったり悪くなったりするものなんだね。面白い話じゃないか。誰の頭もそういうものなのかな。

メグ　そんなことが面白いの？

まこと　ああ、面白いね。もしかしたら、今朝何かあったんじゃないかな？

メグ　えっ、どうしておじさんわかるの？

まこと　それが、頭の悪くなった原因かもしれないね。何があったんだい？

メグ　パパとママがけんかしたのよ。

まこと　何があったんだい？

メグ　家の玄関にゴムの木の鉢があるでしょ。あれがひっくり返っちゃったの。植木鉢が割れて玄関が大変だったのよ。

まこと　どうしてひっくり返ったんだい？

メグ　私がロッキーとふざけているうちに、ひっくり返っちゃったのよ。飛びついてきたはずみにひっくり返ったの。パパはメグの不注意だって言うし、ママはメグの責任じゃないって言って、二人ともとても怖い顔だったわ。

まこと それで、どうしたんだい？

メグ 「ごめんなさい。」って、謝ったわよ。

まこと それから仲直りして三人で朝食ってわけか。

メグ それが違うのよ。遅刻しちゃ嫌だから、私食べないで出かけちゃったの。

まこと おじさんの推理はぴったりだったな。どんなことにも原因はあるもんだ。その原因を頭の中で探すのは、楽しいよ。こういうことを「分析」と言っておくことにしよう。

メグ おじさんは変わっているわね。いつだって、私の知らない言葉を使って喜んでいるんだわ。

まこと 変わっているなんていうのは、見当違いだよ。メグの知らない言葉を使って、それを教えてあげようとしているんだから、「親切なおじさん」って言ってほしいな。

メグ それじゃ教えてよ。分析って何のことなの？

まこと　何か変わったことがあったと仮定する。そして、その仮定が当たっているかどうかを突き止める。こういう手続きのことさ。分析というのはね。

メグ　おじさんはそれが趣味なのね。嫌な人。

まこと　嫌な人とは失礼だよ。とにかく、今日のテストでまちがった。それには原因があるはずだ。その原因は朝食抜きなんじゃないかとボクは仮定した。話を聞いて、その仮定が正しいことがわかったんだから、おじさんは愉快だよ。

メグ　私、ちっとも愉快じゃないわよ。パパとママは怖い顔をするし、テストはまちがえるし、嫌なことばっかりだわ。

まこと　J医科大学っていう大学があるんだ。

メグ　私、お医者さんの学校なんか行かないわよ。

まこと　人が話しているときには、集中してよく聞くことが大切なんだよ。

メグ　ごめんなさい。

まこと　医者の大学を卒業した人がみんな医者になれるとは限らない。国家試験をパスしなければ医者にはなれないんだ。

メグ　私、お医者さんになる気はないって言っているでしょ。

まこと　いいかい、話ってものはおしまいまで聞くもんだよ。そうすると、その話がくだらない話なのか、大切な話なのかがわかるだろう。

メグ　……。

まこと　そのJ医大の卒業生はほかの医大よりも国家試験に落ちる人が大勢いたんだよ。そこである先生が受験生の食生活を調べてみたんだ。この大学は全寮制といって、学生はみんな寮に入っているから食生活を調べるのは簡単だ。その先生は面白いことを見つけた。試験に落ちた学生の大部分は朝食抜きの習慣を持っているということがわかったんだ。

メグ　大切な話だということがわかりました！

まこと　朝食抜きだとなぜ頭に悪いのかな？　今日の算数のテストよりずっと難しいけど、それを解くことには価値がある。それが解ける頭はよい頭だよ。よい頭とはそういう頭のことを言うんだよ。

メグ　その答えを教えてちょうだい。

まこと　食事をすると体が温まる。すると脳の温度が上がる。これが頭のよくなる条件のひとつだとわかった。でも朝食抜きで試験場に入ったら頭は冷えているよね。体温が低いと手足も冷えるけど、脳も冷えているんだ。そういうときは血管が縮んでいるので血液の流れが遅くなるんだよ。栄養や酸素を運ぶのは血液だから、血管が細くなると、脳に供給される栄養や酸素が不足することになるよね。それでは脳が活発に働くことができないと思わないかい？　つまり、頭の回転は鈍くなる。そんなことで、頭はよくも悪くもなるって面白いじゃないか。

メ　グ　すごく面白いわね。もっと、体のことを知りたくなったわ。

●食物の特異動的作用

まこと　この食事を抜くと頭が悪くなるってことは「食物の特異動的作用」によるものなんだ。

メグ　変な言葉だわ。「特異動的」って一体何のこと？

まこと　特別な現象が起きるということだよ。

メグ　誰がそんな言葉を作るのかしら。聞いた人は「何のこと？」って思うんじゃないかしら？

まこと　だけどね、考えてごらんよ。頭がよく働いたとき、あ、これは食物の特異動的作用だなんて思うことは面白いじゃないか。

メグ　面白いって思わないいな。

まこと　そんな言葉は必要ないってことかい？

メグ　まぁ、そうね。

まこと　でもねぇ、言葉ほど便利なものはないんだよ。これはボクの考えだがね。

メグ　私、やっぱりおじさんとは違うみたいね。

まこと　そりゃそうさ。ボクはメグより年が上なんだから。

メグ　たしかにそうよ。年が上だと言葉もたくさん知っているしね。

まこと　面白いことに気がついたじゃないか。

今メグの頭はよく働いたんだ。

メグ　頭がよくなったってこと?

まこと　その通り!　ボクは100年たっても腐らない言葉が好きだね。

メグ　それはどういうこと?

まこと　「腹が減っては戦《いくさ》ができぬ」という昔の言葉がある。ここでいう戦とは戦争のことばかりじゃないんだ。試験のことだっていいんだ。腹が減っていたら試験に負けっていうことさ。

メグ　それも食物の特異動的作用ってことね。言葉ってやっぱり便利なのね。

まこと　この言葉は100年たっても腐らない。100年たってもそういう現象は変わらないからね。そういうことを忘れちゃ損ってことさ。

メグ　覚えていたら得ってことね。朝食のときは味噌汁を飲んだり、お茶を飲んだりするから体が温まるのは当たり前ね。そうすると頭が温まるのはどういうわけ?

まこと　そうか。メグはそう思ったんだね。それはちょっと違うんだ。

メグ　どこが間違っているの？

まこと　食物の特異動的作用というとき、食物は何でもいいんだ。温かくても冷たくても、ご飯でもパンでも卵でも冷やし中華でもいいんだよ。

メグ　それで体が温まるの？　おかしいわよ。

まこと　それが、おかしくはないんだよ。

メグ　どうして？

まこと　消化・吸収って言葉、知っているだろ？

メグ　知っているわよ。

まこと　消化っていうのは食べた物を吸収しやすい形にまで小さくすることだよ。正確に言えば、大きな分子をちぎって小さくすることだ。

メグ　分子って聞いたことがあるわ。でも、詳しいことはわからない。

まこと　そのことを氷を例にして考えてみようか。

メグ　どういうこと？

まこと　氷を小さく小さくちぎっていくと、しまいに分子ってものになる。水の分子だね。分子はもうちぎれない。だから、水の分子は氷という物質の最小の単位ってことになる。

メグ　それ、どこかで見たことがあるわ。でも、氷はどうやったらちぎれるの？

まこと　手でちぎれないから頭の中でやってみるのさ。

メグ　頭の中で小さく分けるってどういうこと？

まこと　人間には考える頭があるから、手でちぎれなければ頭の中でちぎってみることができるんだよ。ロッキーにはできないけれどメグにはできるよね。

メグ　なんだか面白くなってきたわ。

まこと　米や卵も分子に分けることができるってこともわかったかな？

メグ　小さくちぎればいいんでしょう。それならロッキーだってできるでしょう？

まこと　それは無理だよ。

メグ　どうして？

まこと　言葉を持っていなくちゃそんなことはできないんだよ。

メグ　おじさんはすぐに言葉を持ち出すわね。

まこと　そうだよ。犬は足や口を使うけど、人間は言葉を使うだろう。けんかを見ればわかるよね。

メ　グ　人間と犬との違いってことね？　それならわかるわ。

エネルギーとそのロスについて

まこと　問題は食事をするとなぜ体が温まるかっていうことだよ。

メ　グ　おじさんは理屈っぽいのね。

まこと　そうさ。それが楽しいんだよ。この広告の紙をちぎるからよく見ていてごらん。

メ　グ　うん。

まこと　どんなことが起きた？

メ　グ　紙が破れたわよ。

まこと　音がしただろう。紙をちぎるのが目的なんだから音なんか出なくてもいいよね？　ところが音が出た。音が出ないようにちぎることはできないんだ。これが面白いところだ。

メグ　どうして？　面白くなんかないけど……。

まこと　そうか。でも、ここに重大なヒントがあるんだよ。

メグ　どういうこと？

まこと　理解しろと言ったって無理だよね。まだ、メグの頭はそこまで進んでいないからね。

メグ　これから進みます！

まこと　この音はエネルギーのロスってことになる。

メグ　エネルギーは知っているわ。だけど、ロスって何？

まこと　ロスは損失っていうことだよ。音はエネルギーの損失なんだよ。

メグ　おじさん、何のことだかさっぱりわからないわ。

まこと　わからないのも無理はない。よく聞いてよーく考えておくれよ。ボクの目的は紙をちぎることであって音をたてることじゃなかったよね。

メグ　それはわかるわよ。

まこと　紙をちぎるのにはエネルギーがいる。その結果、音が出たけどそれにもエネルギーが必要だったんだ。それは音が出たことで余分なエネルギーを使ってしまったんだろ？　それがエネルギーのロスっていうことなんだ。

メグ　それが重大なヒントだっていうの？　何だか大げさね。

まこと　だって、音なんか出したくなかったのに、音が出ちゃったんだからね。でも、これは消化の問題の重大なヒントになるんだ。面白いだろ？　消化というのは食べた物の分子をちぎって小さくすることだった。これはわかるよね。

メグ　そのとき音は出ないだろうから何が起こるの？

まこと　音の代わりに熱が出るんだよ。熱がそのときのエネルギーのロスなんだ。例えば掃除機を動かしてモーターに触ってみると熱くなっているね。ゴミを吸ってくれるだけでいいのに熱を出す。それはエネルギーのロスってことだ。掃除だけをすればいいのにモーターが温まってしまう。これも、食べたときに体が温まるのと同じで、エネルギーのロスなんだ。

メグ　エネルギーって何のこと？

まこと　仕事をする能力ってことになっている。

メグ　あ、そう。それなら私はエネルギーを持っているわ。

まこと　でも、この場合のエネルギーっていうのは、力をかけて物を動かすことを指している。車のエンジンはエネルギーを持っているわけさ。

メグ　私のはエネルギーって言わないの？

まこと　そんなことはないよ。歩くときには足で地面を後ろへ押して体を前に動かすよね。これができるのはエネルギーを持っているおかげだ。歩くためには体を前方へ押し出すだけでいいのに、せっせと歩けば暑くて汗をかいたりするだろう。

メグ　ちょっと待って！　それがエネルギーのロスってことになるんじゃないの？

まこと　その通り。よくわかったね。エネルギーって言葉も、エネルギーのロスって言葉も使えるようになった。それは、頭がよくなったっていうことだよ。

メグ　そうかしら……。

まこと 食物の特異動的作用の話に戻るよ。デンプンの消化だと、デンプンの分子を小さくちぎってブドウ糖の分子にする。デンプンの分子はブドウ糖の分子のつながったものなんだ。この仕事にもエネルギーが使われる。そのときエネルギーのロスができるのでそれが熱になるのは、さっきの話と同じだから、わかるよね。

メグ ややこしい話ね。

まこと いろいろ考えているのは頭が働いているっていうことで、それが大事なんだよ。頭を働かせれば働かせるほど、頭の働きはよくなるからね。毎日ランニングの練習をすれば、スピードは速くなるし、長い距離を走れるようにもなる。頭だってそうなんだよ。

メグ そうすれば頭がよくなるって言うんでしょ？　おじさんみたいに……。

まこと ボクはもっともっと勉強したいと思っている。もっとよく働く頭を持ちたいと思っているけど、小学生には難しいかな？　中学に入ったら話してあげるよ。

メグ 私、ややこしいのは好きじゃないもの……。

まこと ぜひわかってもらいたいことのまとめを少し話すよ。そうして、中学生になってメグの頭がよく働くようになるのを待っていることにするよ。

メグ 消化ってことが、食べたものの分子をちぎって小さい分子にするっていうことはわかったわ。それから、冷たいものでも温かいものでも同じように体温が上がることもわかったわ。だけど、その熱がなぜ脳へいくのかがわからないの。

まこと それはこういうわけさ。血液は全身を流れているね。胃や腸で熱が発生すれば、そこを流れる血液が温まる。そして、それが全身を流れる。だから脳の温度も上がる。それがここでの理屈だ。論理と言ってもいい。

ボクは誰でも理屈っぽくなけりゃいけないと思っているんだ。みんなが、難しいことでもしっかり考えなくちゃいけないと思っているよ。

メグ 理屈っぽく難しいことを考えるのね。

まこと 難しいことでもしっかり考えないと、何が本当のことかわからないからごまかされるんだ。ということは、ごまかす人間が出てくるっていうことだよ。

メグ ごまかされないように、よい頭になってほしいと思ってるのね。

まこと　そうだよ。だって何も考えない人ばかりじゃ困るだろ？……さっきの話の続きだよ。

メグ　面白くなってきたわ。

まこと　今度は大事な話だ。体温が上がるとなぜ頭がよくなるかって話だ。

メグ　血のめぐりがよくなるからじゃない？

まこと　正解！　それでは、血のめぐりがよいとなぜ頭がよく働くんだろうね？

メグ　それに答えるのは私には無理よ。

まこと　そうだね。脳の仕組みがわかっていないと、答えられないのが当然だよ。

●脳の電話番・ニューロン

メグ　脳の中はどうなっているの？

まこと　脳の中には脳細胞というものが一千億もある。この数は世界の人口の約十三倍（２０１９年版「世界人口白書」より）だ。

メグ　脳細胞？　難しい名前ね。

まこと　それじゃあ脳細胞はやめにしてニューロンと言うことにするよ。これは英語だ。

メグ　ニューロンはどうなっているの？

まこと　ニューロンは電話番のようなものだ。だから、他のニューロンと話ができる。

メグ　細胞の中に人間はいないのに、誰が電話をかけるの？

まこと　ニューロンの中に一人ずつ人間がいると想像してみるんだよ。もちろん、それはボクらのような人間じゃない。人間みたいな働きをするもの、なんだよ。

メグ　びっくりした。面白い仕掛けになっているのね。

まこと　ボクが今、話しているのは、メグの脳に電話をかけているって考えてみるんだよ。

メグ　私が何か言うでしょ。そのとき脳の電話器はどうなっているの？

まこと　電話器はニューロンについているんだ。そのニューロンには人間みたいなものがいて、メモ帳を持っている。そこには何かが書いてある。例えば「面白い」

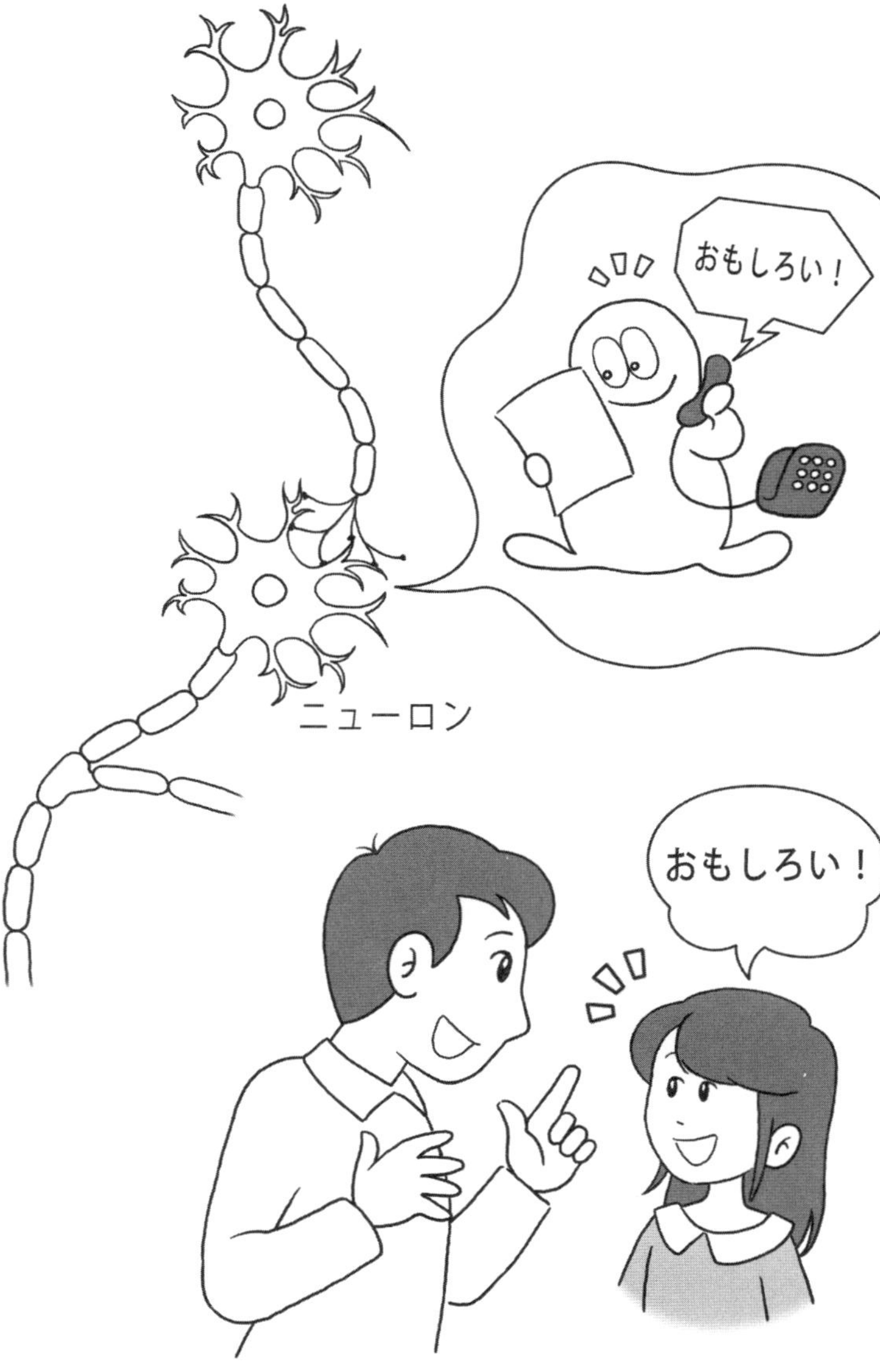

おもしろい！
ニューロン
おもしろい！

なんて書いてある。メグが面白いと思ったときに、電話をかけて「面白い」って言わせるんだ。メモには「面白い」としか書いてないから、電話をかけるときはいつも「面白い」なんだ。何しろメモ帳には他のことは何も書いてないからね。

メグ　面白いわ。

まこと　やっと面白くなってきたね。今「面白い」って言ったのは、ニューロンの一つが電話をかけてそう言わせたってことになる。

メグ　面白いわよ。……あら、また言っちゃった。何回も電話するから忙しいわね。

まこと　今度は「忙しい」っていうメモを持っているニューロンが電話に出たわけだ。

メグ　そうね。

まこと　「食物の特異動的作用」と書いたメモを持ったニューロンも生まれたよ。でも、それを一度も呼び出さないと、なかなかこの言葉が出てこなくなるんだ。思い出せなくなるってことさ。

メグ　それどういうこと？

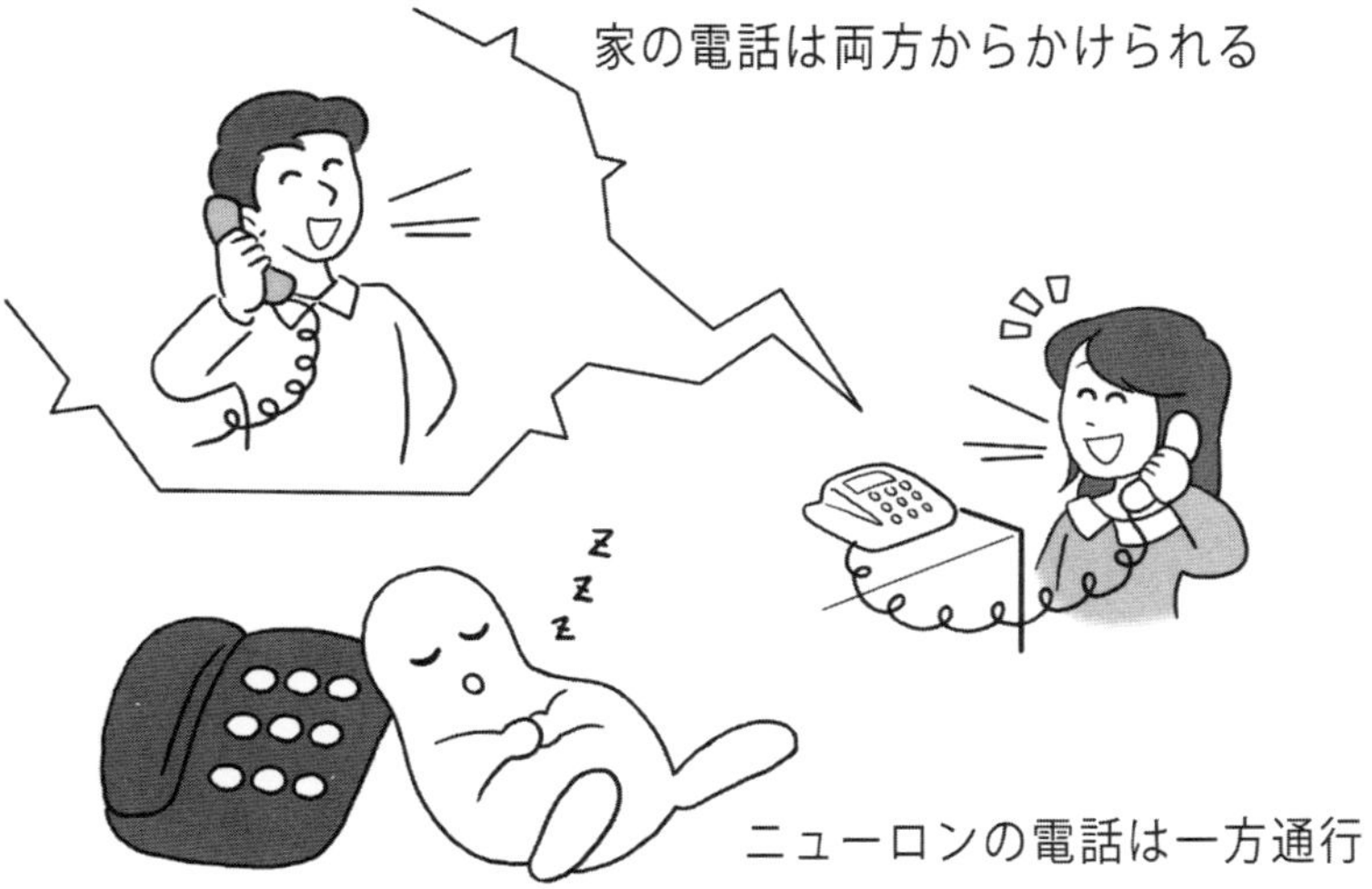
家の電話は両方からかけられる
ニューロンの電話は一方通行

まこと　必要があれば、すぐに出てくる言葉と、なかなか思い出せない言葉と、どこが違うかっていう重要な問題がある。

メグ　それってどういうことなの？

まこと　ニューロンの電話は家の電話とは違うよね。ボクはメグの家に電話をかけることができる。ところがニューロンの電話は違う。別のニューロンの電話を使わないと逆の電話はかからないんだ。ニューロンの電話は一方通行ってことなんだ。面白いよね。
ニューロンは細長い細胞なんだ。

メグ　電線みたいなものなのね。

まこと　そう思っていいだろう。とにかくそれは一方通行なんだ。電気の流れる方向が決まっているんだ。その方向は上流から下流へと言っておこう。

メグ　電話の相手が決まっているってこと？

まこと　そういうことだけど、その電線は一本とは限らない。十本あれば十個のニューロンへ話が伝わるってことだ。

メグ　いつも十人に話が伝わっちゃ困るじゃない。

まこと　その通りだよ。一人に伝われば九人が断ればいいということになるよね。

メグ　そんなうまいことができるの？

まこと　それができるんだ。人間の体ほどうまくできたものはないんだから。

メグ　その仕組みはどうなっているの？

まこと　まず、電話線の終点はボタンになっていて、「終末ボタン」というのがその名前だよ。このボタンは洋服のボタンとは違うよ。ボタンみたいな形をしているだけなんだ。

メグ　お隣のニューロンにボタンホールはないの?

まこと　お隣のニューロンには終末ボタンと形のあった受け皿がある。

メグ　へええ。

まこと　終末ボタンと受け皿のセットにはシナプスという名前がついている。

メグ　また、それをよく覚えなさいってこと?

まこと　そういうことだよ。言葉を知らなくちゃこの先の話はできないからね。

メグ　そうだったわね。

●シナプスを作るDHA

まこと　ママが魚の頭を買ってきたことがあっただろう。

メグ　ええ、あったわ。

まこと　なんか言っていたんじゃないかい。魚の目玉を食べなさいとか……。

メグ　そうよ。私、嫌だって言ったんだけど、無理に食べさせられたのよ。魚の目玉を食べると頭がよくなるんですって。本当なの？

まこと 悪くならないとも限らないぞ。

メグ おじさんのいじわる。教えてよ。頭がよくなるのかどうかってこと。

まこと 魚の目玉にも身の部分にもＤＨＡって油が含まれているんだ。

メグ うん。ママもそんなこと言ってたみたいよ。

まこと さっき話したシナプスはＤＨＡがないと作れないんだよ。シナプスができないと電話線がつながらないから頭は働かないってことになるだろ？

メグ やっぱり理屈がなければダメなのね。ＤＨＡを食べろって言われても、理屈がなければ無理ってことなのね？

まこと ずいぶん頭が働くようになったね。ボクの話がわかってくれてうれしいよ。

メグ ＤＨＡっていうのは魚の目玉にしかないの？　ママは、そう言うんだけど……。

まこと それは、青魚の肉にはみんなあるんだ。目玉でなくたっていいんだよ。ＤＨＡは人間の目でも働いていて、不足すれば目が見えなくなる。

ニューロンにおける情報伝達のしくみ

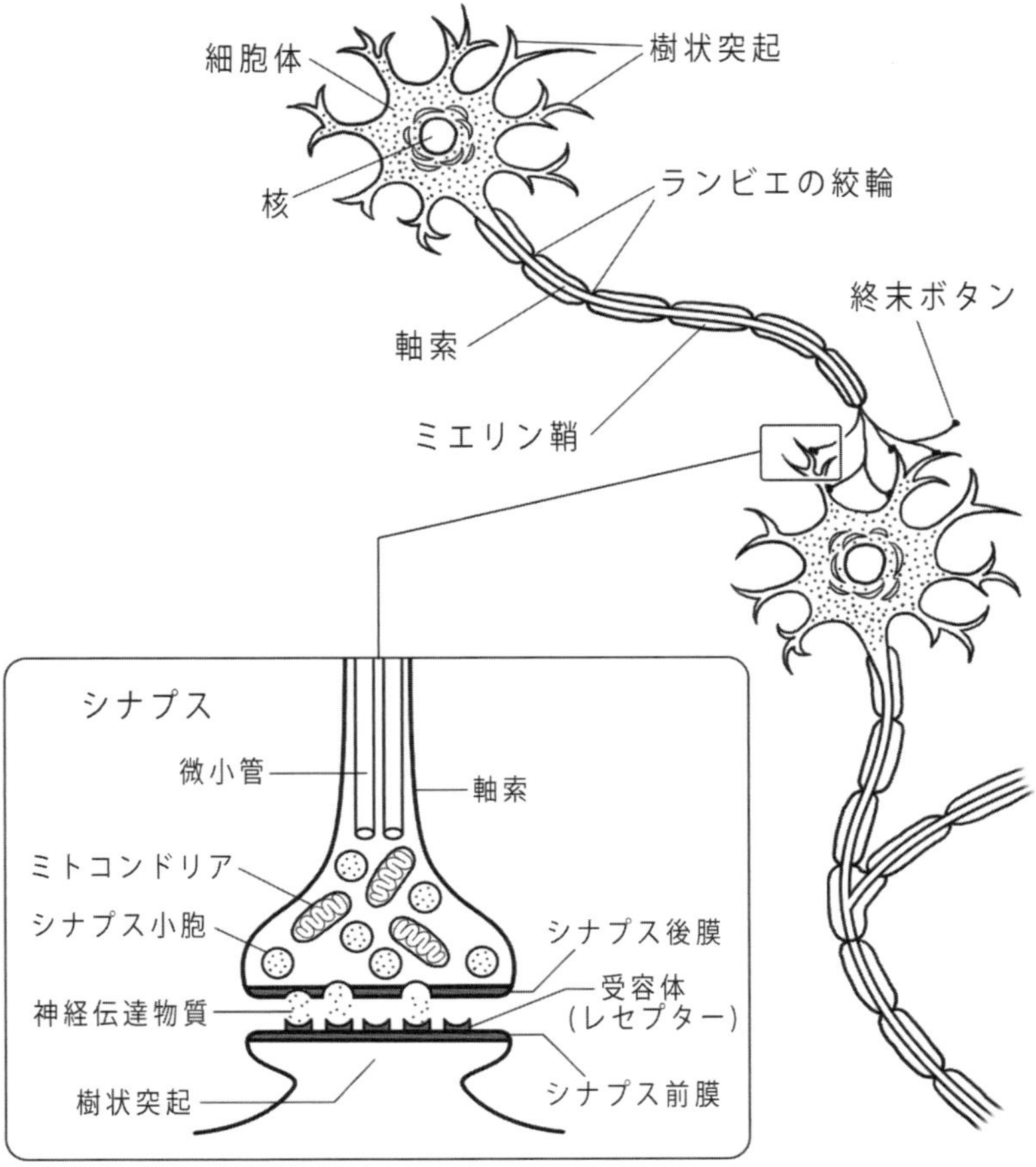

メグ　目が見えなくなるなんて……。

まこと　そうさ。でもＤＨＡは不足すれば自分で作れるものだから……。

メグ　材料は？

まこと　材料はＥＰＡって言うんだ。

メグ　ＥＰＡ？　それはどこにあるの？

まこと　サケとかマグロとか、油の多い魚がいろいろあるだろう。あの油の大部分はＥＰＡなんだ。だからＤＨＡ不足の心配をすることはないと思うよ。

メグ　ＤＨＡをとりすぎたらどうなるの？

まこと　とりすぎは、よくないね。酸化するからね。油が酸化することは使い古しの天ぷら油と同じで黒ずんでドロッとしてくる。それは油が酸化したってことだよ。

メグ　ＤＨＡで天ぷらを揚《あ》げたりしないでしょう？

まこと　天ぷらを揚げなくても、ＤＨＡは体の中で酸化することがあるんだよ。だから、困るんだ。

●ミクロの世界、マクロの世界

メグ　酸化ってどういうこと?

まこと　酸素って知っているだろ?

メグ　空気の中にある気体なんでしょ?

まこと　そう。空気は窒素と酸素という二つの気体でできているよね。

メグ　それくらい知っているわよ。酸化っていうのは酸素と関係あるんでしょ?　酸素は体の中にもあるんでしょ?

まこと　呼吸で酸素を取り込んでいるんだから当然体の中にもあるよ。その酸素が油にくっつくのが酸化さ。でも、油と酸素が一緒にいればすぐ酸化するわけじゃないんだよ。酸化っていうのは酸素がくっついて離れなくなった状態を言うんだよ。

メグ　どうやってくっつくの?　よくわからないわ。

まこと　ミクロの世界の現象だから難しいよね。
メ　グ　ミクロの世界って何のこと？
まこと　小さすぎて目に見えない世界のことさ。
メ　グ　顕微鏡なら持っているわよ。
まこと　それでも見えない世界なんだ。頭の中で想像するしかないんだよ。
メ　グ　そんなことできないわよ。
まこと　科学者にはミクロの世界が見えるんだよ。
メ　グ　へえ。驚いちゃうわ。科学者の頭は違うのね。
まこと　ボクはさっきニューロンの話をしたね。それだって目に見えないミクロの世界のことだよ。シナプスだってさっき言った終末ボタンだってみんな目に見えない世界の話さ。
メ　グ　それじゃ私も科学者の真似《まね》ってこと？　なんだか面白くなってきたわ。
まこと　そうだろう？
メ　グ　それじゃあ、酸素が油にくっつく話を聞かせてね。

まこと 話っていうより「メカニズム」と言ったほうがしゃれてるね。

メグ メカニズムって聞いたことがあるけれど、どんなこと?

まこと 仕掛けとか仕組みとかいう意味だよ。こんなことどうでもいいがね。たとえばメグがボクにしがみつくとすれば、背中に手を回すだろ?

メグ そうね。

まこと 酸素が油にくっつくときは、背中に手を回すわけにはいかないよね。背中も手もないからね。酸素も油も分子からできている。だから分子と分子とがくっつけばいいわけだ。分子ってやつは原子核ってものを持っていて、原子核の周りにはいくつもの電子が回っている。たとえば、酸素の原子核を回っている電子が、油の原子核の周りを回り出せばいいわけだ。一つか二つかわからないが、酸素の原子核の周りを回っている電子が油の原子核の周りと両方の周りを回ったとしよう。

メグ それ本当のこと?

まこと 誰も見たわけじゃないけど、学者はそう考えている。ミクロの世界を想像して

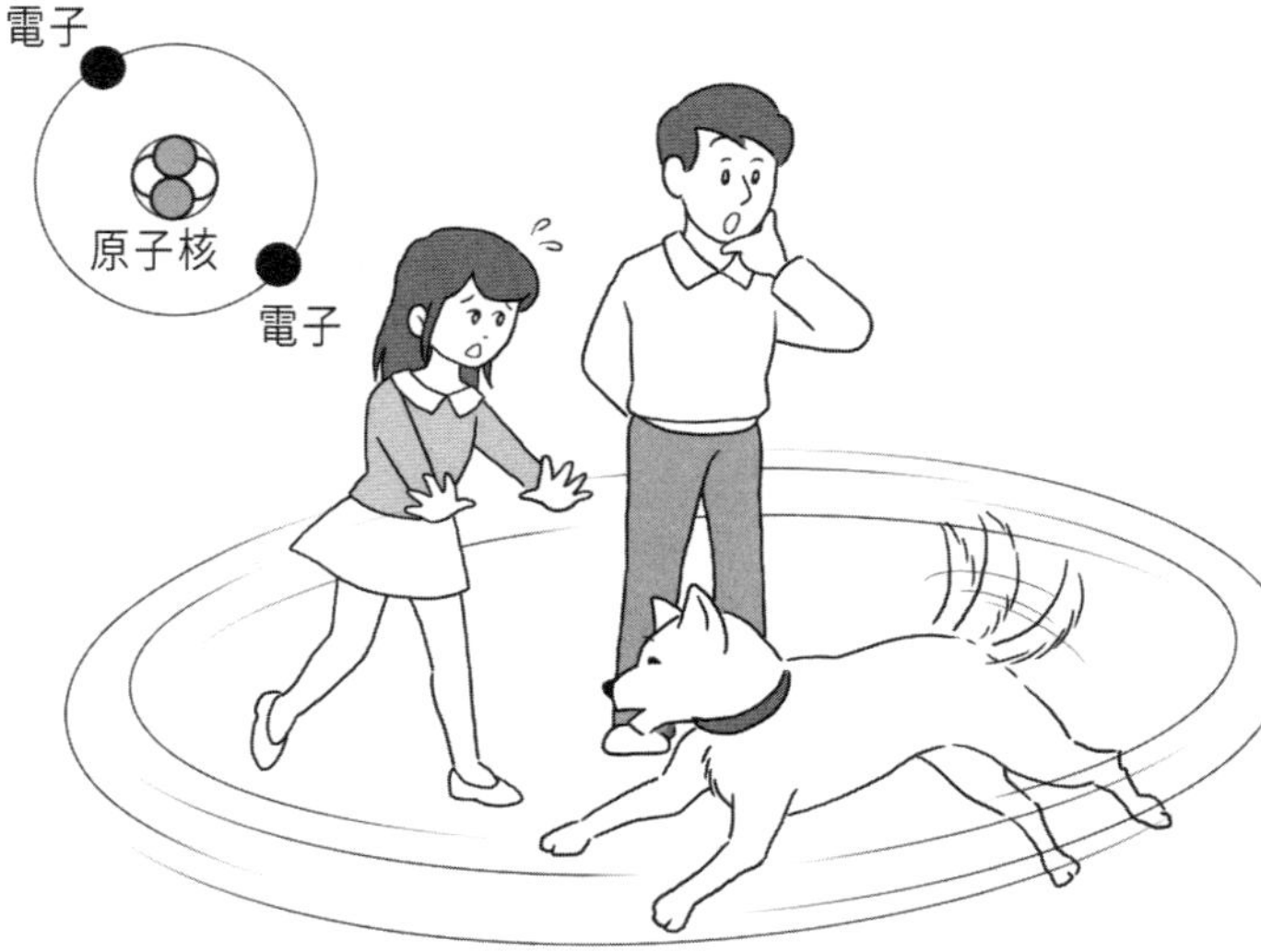

みたわけだよ。

メグ　すごい想像力ね。

まこと　ボクたちが立ち話をしている。その周りをロッキーが大はしゃぎでくるくる回っていると、ボクたちは離れることができなくなるだろう。

メグ　どうして大はしゃぎで回らなくちゃならないの？

まこと　大はしゃぎっていうのは速くっていうことだよ。のろのろ回っていれば、ボクたちは離れられるだろう。だから大はしゃぎで走ってもらう必要があるんだよ。

メグ　面白い話だわ。

まこと　ロッキーは一匹しかいないよね。でも、油と酸素の話をするには二匹いなくてはだめなんだ。

メグ　どうして二匹でなけりゃいけないの？

まこと　たとえ話の中で、二匹がボクたちの周りを回っていると想像するんだ。二匹のロッキーは同じコースを回っていて、そのコースのことを軌道《きどう》っていうんだ。

メグ　それは決まりなの？

まこと　そうなんだよ。

メグ　誰が決めたの？

まこと　そうなっているってことなんだよ。誰が決めたかっていえば、自然が決めたんだね。

メグ　自然に決まったの？　神様じゃないの？

まこと　自然にそうなっているだけのことさ。一つの軌道には二個の電子が回っている。だから二匹と仮定するんだ。

メグ　ミクロの世界って面白いわ。

油の酸化はなぜ悪い？

まこと　酸素が油にくっつくってことは、そういうことなんだ。そして、それを「結合する」って言うんだよ。

メグ　結合……はじめて聞く言葉じゃないわ。

まこと　本当は化学結合って言うんだけどそんな言葉を使うと難しいだろ？　ここからは油に酸素が結合すると困ることになるって話が始まるけど、大丈夫？

メグ　大丈夫よ。

まこと　頼もしいね。天ぷらを揚げるときには鍋に油を入れて火にかけると、油は煮えたぎる。その熱で油と酸素との化学結合が起こるんだ。

メグ　化学結合したらどうなるの？　化学結合って言葉は覚えなくちゃね。油に酸素が化学結合すると、何か困ることがあるの？

まこと　そうなんだよ。油がねばってくるんだ。ミクロの世界のできごとが、マクロの世界に表われてくるんだ。

メグ　今度はマクロの世界なんて言葉が出てきたのね。

まこと　メグには難しい言葉をたくさん覚えて欲しいんだよ。

メグ　うん。……わかったわ。それでなぜ油がねばねばしちゃ悪いの？

まこと　油の中にねばねばしたものができる。それは小さいものだから粉の形なんだ。そういう粉がいくつもできると、ねばねばしているから塊《かたまり》になるね。それがだんだん大きくなると目に見えるようになる。マクロの世界に姿を現わす。古い天ぷら油には黒ずんだ粒が見えるだろ？　あれだよ。

メグ　マクロの世界って目に見える世界のことなのね。ミクロの逆ってことね？

まこと　言葉は、今みたいにつなげて覚えていく方がいい、とボクは思っているんだ。メグにそれがわかってもらえてよかったよ。

メグ　だって、面白いもの。それでその黒い粒はよくないものなの？

まこと　そうなんだよ。何かのきっかけでこれにひびが入ると、そこから電子ドロボーっていうのが出てきて、これが悪いことをするんだよ。

メグ　また新しい言葉が出てきたわ。今度は電子ドロボーなの？　電子をドロボーするってどういうことなの？

まこと　分子から電子を盗むってことさ。分子っていうのは原子の集まりだ。どの原子にも原子核があって、その周りを電子が回っている。隣同士の原子核は、両方の周りを回る電子のおかげで離れることができない。さっきの化学結合のことだよ。

メグ　わかるわよ。

まこと　そこに電子ドロボーが現われる。

メグ　天ぷら油の黒い粒のことね。

まこと　それでもいい。電子ドロボーは油の酸化物だけじゃない。いろいろあるんだ。

メグ　酸化物って何のこと？　酸素が化学結合したもののこと？

まこと　そうだよ。すごいよ。その見当がつくようになったら一人前だな。

メグ　うれしいわ。

まこと　油の酸化物の塊にひびが入ると、そこから電子ドロボーが現われる。

メ　グ　なんだかモモから生まれたモモタローみたい。だけど、そのドロボーはどこから電子を盗み出すの？

まこと　すぐそばにある分子が持っている電子を狙うんだよ。

メ　グ　化学結合が離れちゃうじゃないの。

まこと　だから困るんだよ。化学結合が切れたら分子は壊れてしまうからね。たとえばタンパク質の分子が壊れるんだ。

メ　グ　タンパク質って卵やお魚やお肉のことじゃなかった？

まこと　そうだよ。だけど、問題は食べ物よりも人間の体だよ。体はタンパク質でできているし、ニューロンだって、タンパク質でできているからね。つまり体の中で一番大事な働きをしているのはタンパク質なんだよ。（157ページ参照）

メ　グ　だんだん難しくなってきたわ。

まこと　それがわかったとしたら大したもんだよ。

メ　グ　わかったつもりよ。

「理解する」とはどういうこと?

まこと そうかなぁ。わかったとはどういうことかな? ボクの言ったことがわかったなら、意味を間違えずに自分の言葉で言えるかな?

メ　グ そんなこと無理よ。メモしてないもの。

まこと いいところに気がついたね。

メ　グ 何が?

まこと メモを取るってことさ。

メ　グ メモしてもいいの?

まこと でもメグは、メモを取らなけりゃボクの言ったことを間違いなく話すことができないって言っただろ? 覚えるためにはメモを取る必要があるんだよ。

メ　グ すぐ紙と鉛筆を持ってくるから、待っててね。

まこと ボクの言葉をそのまま書くんじゃなくて、自分の言葉で書かなきゃだめだよ。

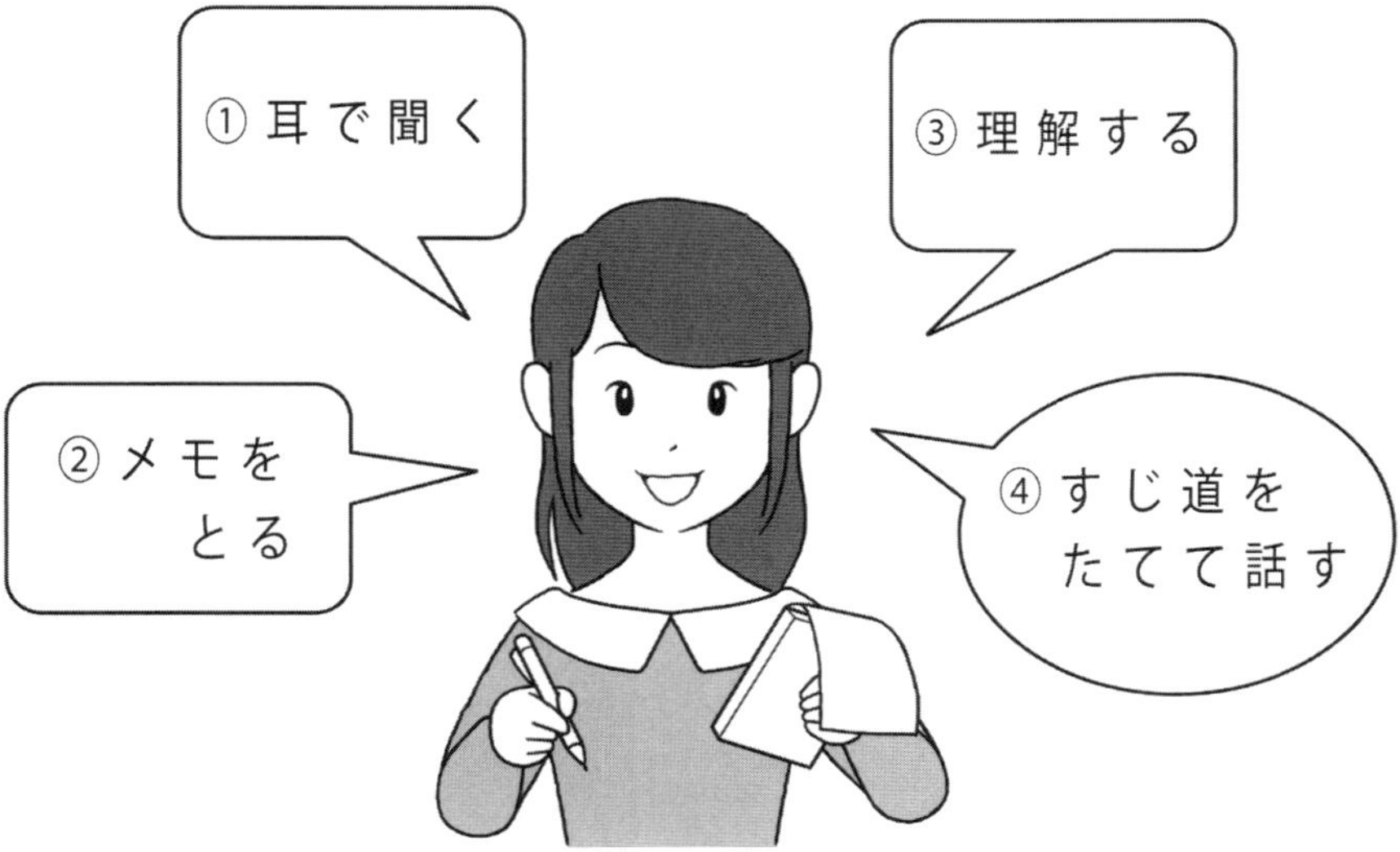
①耳で聞く
③理解する
②メモをとる
④すじ道をたてて話す

わかるってことは自分の言葉で、相手にわかるように話すことなんだからね。

メグ　わかるってことは「理解」って言うのよね？

まこと　そうだよ。

メグ　おじさんの話したことを理解して言ったら、私の言葉ってことになるのかしら？

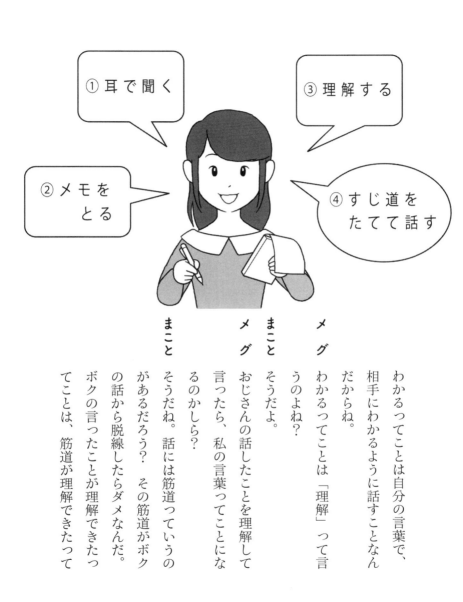

まこと　そうだね。話には筋道っていうのがあるだろう？　その筋道がボクの話から脱線したらダメなんだ。ボクの言ったことが理解できたってことは、筋道が理解できたって

ことなんだよ。

●記憶力・理解力・判断力

まこと　メグが試験に自信のないような口をきくから、ボクは人間の頭の話、つまり脳の話をしようと思っていたのに、何だか脱線しちゃったよ。どこかで、脳の話に持っていきたいね。

ボクが読んだ本にはよい頭っていうのは、記憶力・理解力・判断力がある頭のことだと書いてあった。それから大事なことは、生まれたときには誰の頭も同じってことが書いてあったけど、ボクもそう思っていたからメグに話したいんだ。

メグ　ちょっと待って。メモを取るから。

まこと　ゆっくりでいいから、ちゃんと書くんだよ。

メグ　私、理解力はあるかしら?

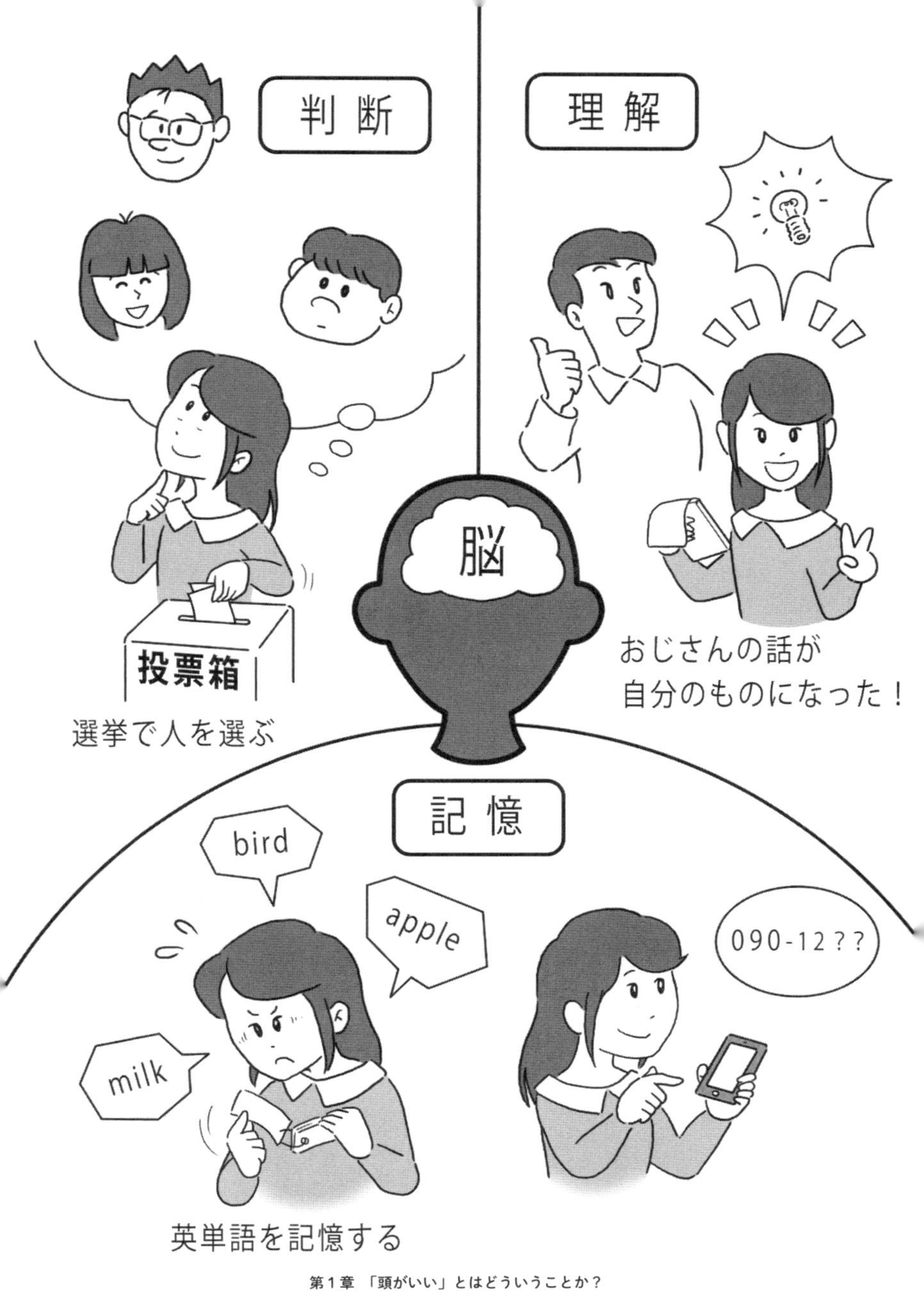
判断
理解
脳
投票箱
選挙で人を選ぶ
おじさんの話が
自分のものになった！
記憶
bird
apple
milk
090-12??
英単語を記憶する

まこと　それはどうかな？　もし、今日の話を全部覚えていて、筋道を立てて脱線しないで話ができたら理解力満点ということになるね。

メグ　判断力はどうかしら？

まこと　それはこの場合には関係ないね。この話は自分にとって価値があるとか価値がないとかっていうことだから、この場合は判断力を問題にすることはないんだ。

メグ　判断力がいる場合って、どういうときなの？

まこと　選挙は学校でもやることがあるだろう。そのとき誰を選ぶかってことが問題になるよね。こういうときには判断力が必要になるんだ。メグがどこの中学を選ぶかっていうのも判断力の問題だよ。

メグ　パパやママの判断力も必要だわ。

まこと　そうだね。その判断が間違ったら判断力がなかったっていうことだよ。

メグ　大変、大変！

第2章

知は力なり

この章では、
こんな疑問を
解決します。

- 「三段論法」とは何か
- 集中するためにはどうしたらいいか
- 風邪をひいてしまったらどうするのが一番いいか
- 活性酸素とは何か
- なぜ難しい本を読まなくてはいけないのか

●理論の基本は「三段論法」

まこと　久しぶりだね。そうそう、K中学に合格したんだったね。おめでとう。

メグ　おかげさまで……。

まこと　大人みたいな口をきくねぇ。中学生になったからかな?

メグ　本当にそうなんだもの。

まこと　どういうことだね?

メグ　私、朝食抜きの日が多かったのよ。でも、おじさんの話を聞いてからちゃんと食べるようにしたの。

まこと　今まで食べなくても、パパもママも何にも言わなかったのかい?

メグ　パパもママも嫌な顔をしていたわ。

まこと　そうだったのか。……とにかく食事を抜いたらダメだ。

メグ　よくわかったわよ。

まこと　メグはそれだけ利口《りこう》になったわけだ。
メグ　頭がよくなったってこと？
まこと　その通りだよ。
メグ　きのうメモを作ってみたのよ。
まこと　何の？
メグ　いつかのおじさんの話よ。筋道をたてて書いておかないと、わからなくなるもの。
まこと　感心、感心。
メグ　それで今日は質問に来たのよ。
まこと　どんなことを知りたいんだい？　チはチカラなりって言葉があるんだ。
メグ　えっ、チカラのことをチっていうの？
まこと　チは知識の知だ。
メグ　「知は力なり。」メモを取るわね。
まこと　そんなこと書かなけりゃ覚えられないのかい。

メグ　覚えられるわ。

まこと　知は力なりってこと、わかるかな。

メグ　知は力ってことが何のことか、考えてみなさいってことね？

まこと　その通りだよ。知は力なりっていうのは、言葉じゃなくて文だ。この文の特徴は「AはBなり」っていう形にある。知がA、力がBってことだよ。

「知は力なり」って文は本当かウソか？

メグ　本当みたいな感じ……。

まこと　知識は力だと言われたら、普通の人はそれを本当だと思うだろう。ウソだとは思わない。メグは食物の特異動的作用を知っていた。中学合格にその知識が役に立ったとしよう。その知識が力を与えてくれたとすると、知は力なりは本当だったということだよ。

メグ　わかるわ。今度は理解よ。私の言葉でその説明ができるもの……。

まこと　つまりAはBなりみたいに本当のことを述べた簡単な文のことを「命題《めいだい》」というんだよ。ドイツ語で「テーゼ」っていう人が多いがね。

メグ　ややこしいことになってきたわ。それ、パパやママも知っている言葉かしら。

まこと　大学で勉強すればそれを知るチャンスがあると言っていいが、それは、ボクにはわからないなあ。

メグ　メグは頭が悪いっていうのも命題かしら？

まこと　そんなウソか本当かわからないような文はダメだよ。「メグは人間である。」というなら、立派なテーゼになる。

メグ　そんなこと、決まっているじゃない。

まこと　そうさ。テーゼは決まっていることを述べた文のことだからね。

メグ　なんだか当たり前のことを、わざわざもったいつけているみたい。

まこと　その通りだよ。

メグ　なんだかバカみたい。大学では、そういう勉強をするの？

まこと　そうだよ。そこでテーゼを三つ並べてみるよ。「メグは人間である。」「人間は動物である。」だから「メグは動物である。」

メグ　そんなの当たり前じゃない。

まこと　またテーゼを三つ並べてみる。「AはBである。」「BはCである。」だから「AはCである。」これはどうだい?

メグ　当たり前だわ。Aがメグで、Bが人間で、Cが動物なんでしょう。

まこと　たしかにこれは当たり前のことだ。当たり前のことが本当のことなんだよ。

メグ　ふぅーん。学問にはテーゼが出てくるのね。

まこと　それが学問だ。

メグ　テーゼの三つ並びは、はっきりしていていいわ。

まこと　それを「三段論法」っていうんだ。

メグ　名前がついているの?

まこと　そうさ。これは論理の基本だからね。

メグ　論理って言葉は、この前のとき聞いたわ。理屈をこねることでしょ?

まこと　そうだよ。理屈をこねるとき「三段論法」が出てくる。そうしたら、それをひっくり返すことはできないことになる。そこで新しい言葉を教えよう。三つのテーゼのうち、第一、第二のテーゼを前提と言う。第三のテーゼを結論と言う。そして、三段論法のことを「形式論理」と言うんだ。メモを取るかな？

メグ　取るわ。ニューロンでメモを取っているんでしょ？

まこと　メグの理解力はすごいよ。ボクも満足だよ。

ニューロンの終末ボタンは大きくなるの？

メグ　中学じゃ、こんなことも教わるのね？

まこと　残念でしたっ！　中学でも高校でも大学でだって教わらないんだよ。

メグ　それじゃあ、おじさんは、どうしてそんなことを知っているの？

まこと　ボクの家で毎週、読書会をやっているんだ。友達五人で「脳の研究」ってことさ。脳についての本を読んで、その本について話し合う会だよ。

メグ　ふーん。脳についてのテーゼってあるの？

まこと　ヘッブという人が、終末ボタンの研究をして、よく使うニューロンの終末ボタンが膨らむことを発見したんだ。それはテーゼの形になるよね。よく使うニュ

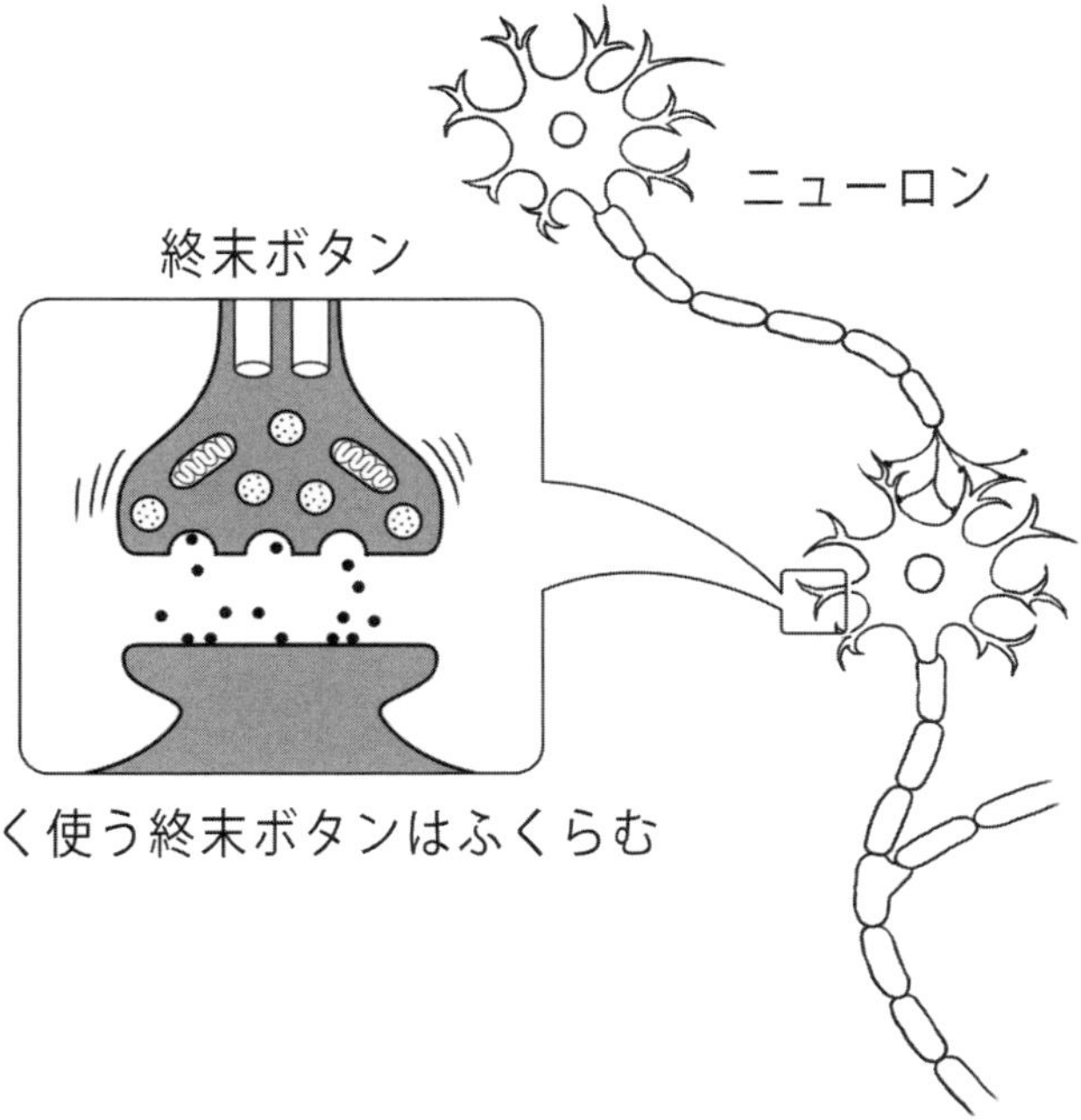

ーロンの終末ボタンは膨らむ。というのは本当のことだからね。だからテーゼってことになる。これにはヘッブの法則ってちゃんとした名前がついている。だから、これはテーゼなんて言葉は使わないわけだよ。

メグ ニューロンには主人公がいてそれがメモ帳を持っているんでしょ？メモの取り方は私と同じかしら？

まこと それは人によって違うと思うよ。キミとボクとが違うようにだ。

メグ 言葉をメモするのかしら、それとも文をメモするのかしら？

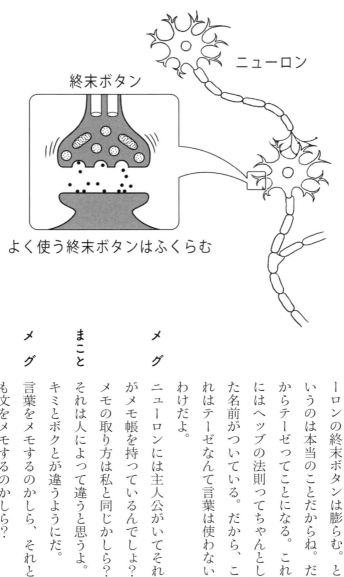

まこと　ボクたちの読書会では、文をメモするより、言葉をメモするほうがいいっていう考え方になってきたね。この問題はややこしいからここでは深入りしないことにしよう。

メグ　私もそのほうがいいわ。

まこと　終末ボタンが、そのニューロンを頻繁《ひんぱん》に使えば大きくなり、使わないでおけばだんだんに小さくなるってことは忘れないでくれよ。

メグ　はい。

まこと　メグのお友達の男の子の名前は何だったたっけ？

メグ　岩崎君よ。

まこと　岩崎君が風邪ぎみになったら、お父さんはどうするだろう？

メグ　「南無妙《なむみょう》法蓮華経《ほうれんげきょう》」って言うのかなあ？　お坊さんだからね。

まこと　じゃあ、そういうことにして考えてみようか。「南無妙法蓮華経」とメモに書いてあるニューロンが働いたことになるね。いつも「南無妙法蓮華経」を唱えているから、その終末ボタンが大きいはずだよ。終末ボタンの膨れたニューロンはちょっとした刺激があると、すぐに働き出すんだ。

メグ　この場合、刺激ってどういうこと？

まこと　ニューロンに「風邪気味だ。」って電話がかかってくるのが刺激だね。すると、刺激をうけたニューロンにつながっているすべてのニューロンがいっせいにメモを読みはじめるんだ。そのとき終末ボタンの一番大きいニューロンだけが働くことになっている。この場合は、それが「南無妙法蓮華経」ってことになるんだ。

メグ　わかったわ。ニューロンはたくさんあるけれど、一つしか働かない。それが働くかどうかは終末ボタンの大きさで決まるってことね。

まこと　終末ボタンは学習によって大きくなることがわかったよね。この場合は、「南無妙法蓮華経」のボタンが一番大きいって仮定するよ。余計なニューロンが電話をかけるのを抑えて、たった一つのニューロンに電話をかけさせることを集中って言うんだ。それには、電話をかけさせないメカニズムがなければならないってことになるよね。

ミクロの世界のできごとだから見ることはできないし、人間の脳で実験することもできないから、頭の中で考えることしかできないんだよ。適当な例を見つけて自分で論理的に考えることしか方法はないってことさ。わかるだろ？

メグ　わかったわ。

まこと　信用できる方法は形式論理だけということなんだよ。

メグ　「形式論理」ってメモしたニューロンの終末ボタンが膨れていると、すぐに「形式論理」って言葉が出てくるのね？

まこと　その逆もあるよ。形式論理をメモしても使わなかったら、終末ボタンは縮んでしまって出てきてほしいときに出てこないんだよ。……もしメグが風邪気味になったらパパはどうするかな？

●スカベンジャーって何？

メグ　少し様子を見てから、病院に連れて行くと思うな。すぐママはスカベンジャー

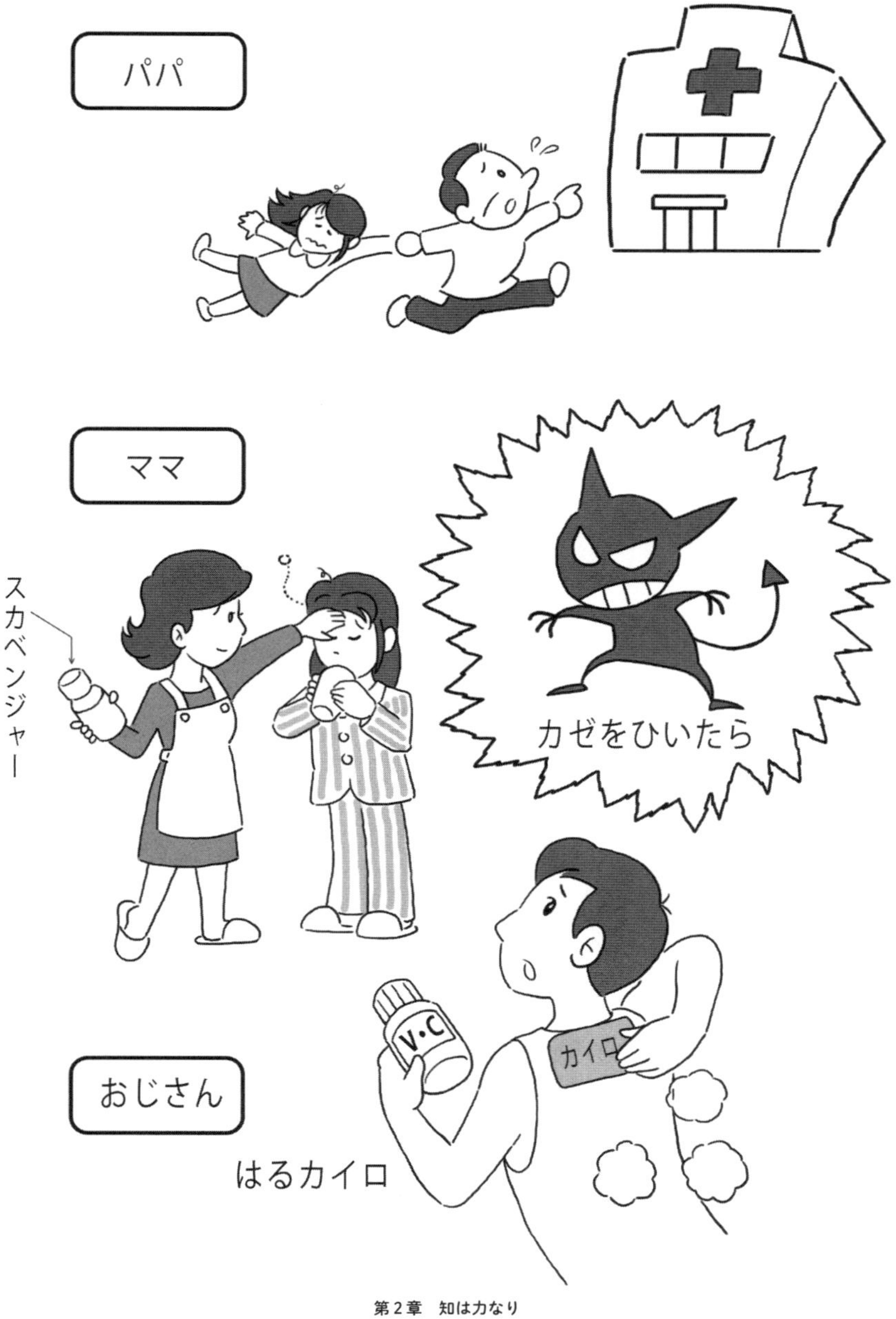
パパ
ママ
カゼをひいたら
スカベンジャー
おじさん
V・C
カイロ
はるカイロ

を飲ませようとするけど、スカベンジャーって何なの？　ママに聞いても、よくわからないの。

まこと　スカベンジャーっていうのは掃除屋さんの意味だよ。この前に話した電子ドロボーを掃除してくれるものってことだよ。（160ページ参照）

メ グ　電子ドロボーって、風邪と関係あるの？

まこと　風邪をひくと鼻やのどに炎症が起きる。炎症っていうのは赤くなって熱をもつことだね。炎症が起きると電子ドロボーがたくさん出てくるから、それを始末しないとだんだんひどくなる恐れがあるんだよ。そこでスカベンジャーを飲んで、電子ドロボーをやっつけるんだ。

メ グ　おじさんだったらどうする？

まこと　ビタミンCも摂るよ。のどが痛かったら首の後ろに使い捨てカイロを貼る。これで風邪はひどくならないよ。

メ グ　おじさんは風邪をこじらせたことはないの？

まこと　ここ二十年は風邪をひかないよ。「バカは風邪をひかない。」ってよく言われているけど、ボクは風邪をひくのはバカだって思っているよ。

●ビタミンCと免疫力

メグ　ビタミンCは風邪にいいの？

まこと　それはいい質問だ。簡単に言えば、ビタミンCは「免疫《めんえき》力」を高めるんだよ。

メグ　免疫力って？

まこと　免疫力を高めるっていうのは、細菌やウイルスに強くなるってことだ。風邪はウイルスに負けた病気なんだよ。

メグ　ウイルス？　聞いたことあるけど、それは何なの？

まこと　細菌よりずっと小さな病原体だ。

メグ　病原体って？

まこと　病気のもとになる物体のことだよ。

メグ　物体なんていうと生き物じゃない感じがするわ。

まこと　その通り。ウイルスは半生物といって、生き物でないけど、生き物のようなものなんだ。難しいね。
メグ　うん、よくわからないわ。
まこと　中学校で教わるさ。
メグ　じゃあ、使い捨てカイロはどうして？
まこと　首の後ろを温めるためだよ。
メグ　首の後ろを温めるとどうなるの？
まこと　免疫力が高くなるんだよ。
メグ　また、免疫力なのね。それ、よくわからないわ。
まこと　わからないことがいっぱいあるのは当然のことさ。メグはまだ子どもだもの。
メグ　じゃあ、パパやママは知っている？
まこと　メグよりはね。でも、それを理解しているかどうか……。
メグ　私もそう思う。おじさんが風邪気味になったら、頭の中はどうなるの？

●活性酸素をやっつけろ！

まこと　話がややこしくなってきたね。風邪気味になったら伝言ゲームのようにいくつものニューロンに電話がかかるんだよ。まずはウイルスのニューロン、そこからインターフェロン、次はビタミンC、今度は使い捨てカイロっていうわけだ。それから炎症、活性酸素、最後にスカベンジャーという風に伝わるんだよ。

メグ　驚いた。ずいぶんたくさんのニューロンが働くのね。インターフェロンとか活性酸素とかはまだ習ってないわよ。両方ともどこかで聞いたことはあるんだけど……。

まこと　インターフェロンはウイルスの邪魔をするものだ。ウイルスがやってくると体はビタミンCを使って、インターフェロンを作る。それからまた、ウイルスにやられた細胞ができると、それを食い破って殺すNK細胞という細胞が活動を始めるんだ。その活動を助ける役目を持っているのがインターフェロンなんだよ。インターフェロンは温度が低いと作れないから使い捨てカイロを貼るということになる、というわけさ。

メグ　活性酸素ってどういうものなの？

まこと　電子ドロボーの本名だ。

メグ　本名のほうがいいわ。ニックネームは面白いけど。

まこと　じゃあ、これからは活性酸素っていうよ。ややこしい話だけどメモを取ったかい？

メグ　ゴチャゴチャしてダメよ。

まこと　勉強すればだんだんわかってくる。とにかく、これだけの知識があれば医者に駆けつけなくても済むってことがわかるね。

メグ　知は力なりってことね。

まこと　スカベンジャーのことを知らない人は医者に頼ることになるってことだよ。

メグ　活性酸素は酸化した油の塊に、ひびが入ったときに出てくるものでしょう。それが炎症のときにも出てくるのね。

まこと そのときだけじゃなく、ストレスがあるときや、エネルギーを出すときにも出てくる。油断も隙《すき》もないんだよ。

メグ 活性酸素はどんなことをするの。

まこと 分子があるとそこから電子を盗むから分子は壊れるんだ。人間の体はいろいろな分子が集まってできていることは知ってるかい？　その分子が壊れるのは怖いことなんだ。ガンも脳卒中も、おそろしい病気のほとんど全ては活性酸素のいたずらなんだよ。

メグ だから、スカベンジャーが必要なのね。スカベンジャーになるものはどんなものなの？　私も知っているもの？

まこと よく知っているものだよ。ビタミンC・ニンジン・カボチャ・お茶・卵の黄身・タラコ・イクラ、とたくさんあるけど、それを摂っていれば安心というわけにはいかないんだ。ビタミンCは別だけれどね。ここに挙げたものは、それがまるごとスカベンジャーってことじゃない。スカベンジャーを含んでいるってことさ。

メグ　ビタミンCはまるごとスカベンジャーだけれど、ほかのものはスカベンジャーじゃないものも含んでいるってことね。

まこと　そうなんだよ。スカベンジャーでないもののほうがずっと多い。

メグ　お茶を飲んでいれば安心ってことじゃないのね。

まこと　問題は分子の数なんだ。

メグ　どういうこと?

まこと　活性酸素の分子の数が百万としよう。それをやっつけるスカベンジャーの分子の数が十万だったとすると、活性酸素の分子は九十万も残ることになるよね。それじゃあダメなんだ。活性酸素の分子を根こそぎやっつけて、ゼロにしなければダメなんだ。だって、活性酸素は電子ドロボーだってさっき言っただろ?ドロボーだからそばにある分子から電子を盗もうとする。その分子の身代わりになって電子をあっさり渡すのがスカベンジャーってことなんだよ。

メグ　あら、そういうことなのね。それじゃあスカベンジャーは誰でも必要なのね。

インフルエンザには活性酸素対策を

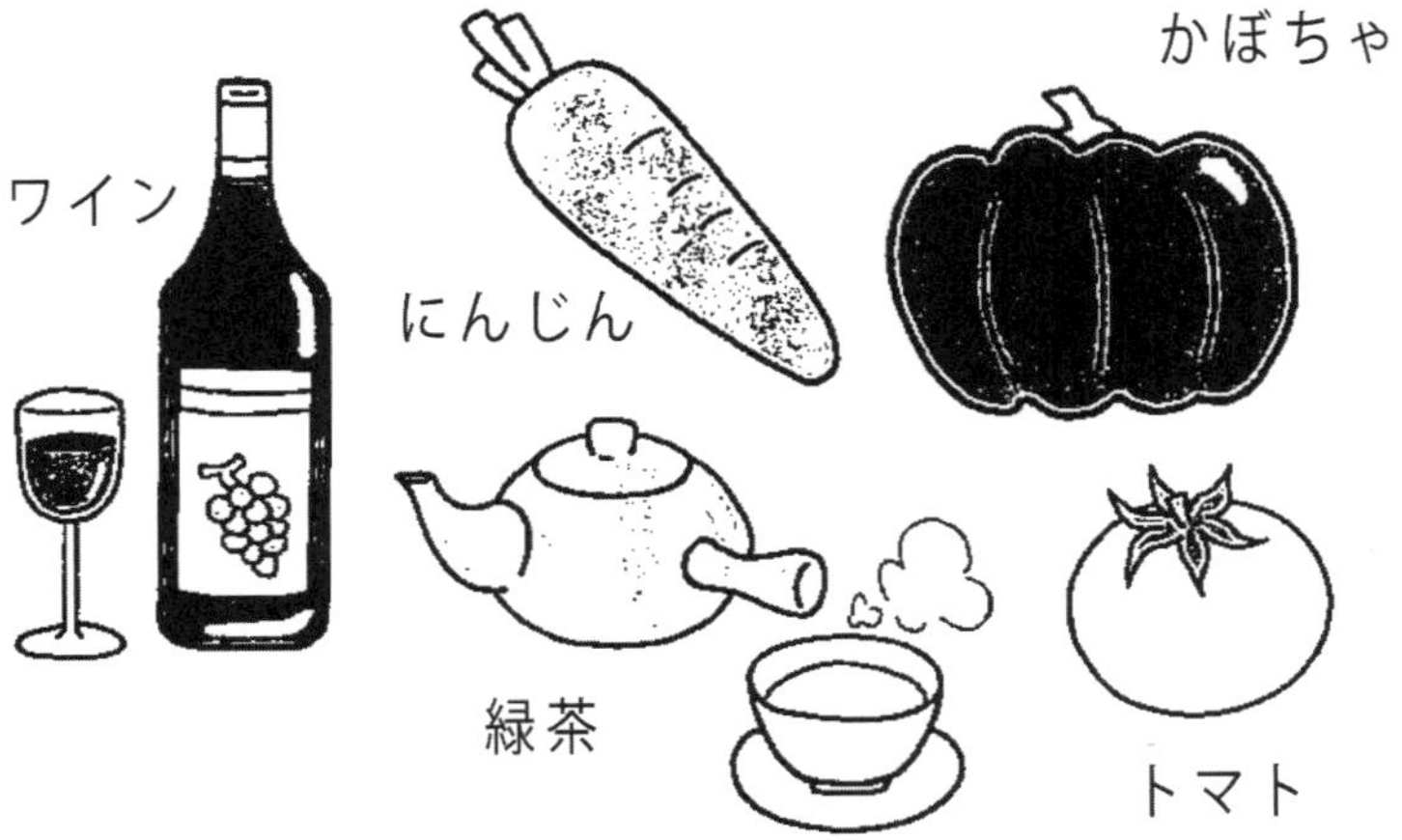

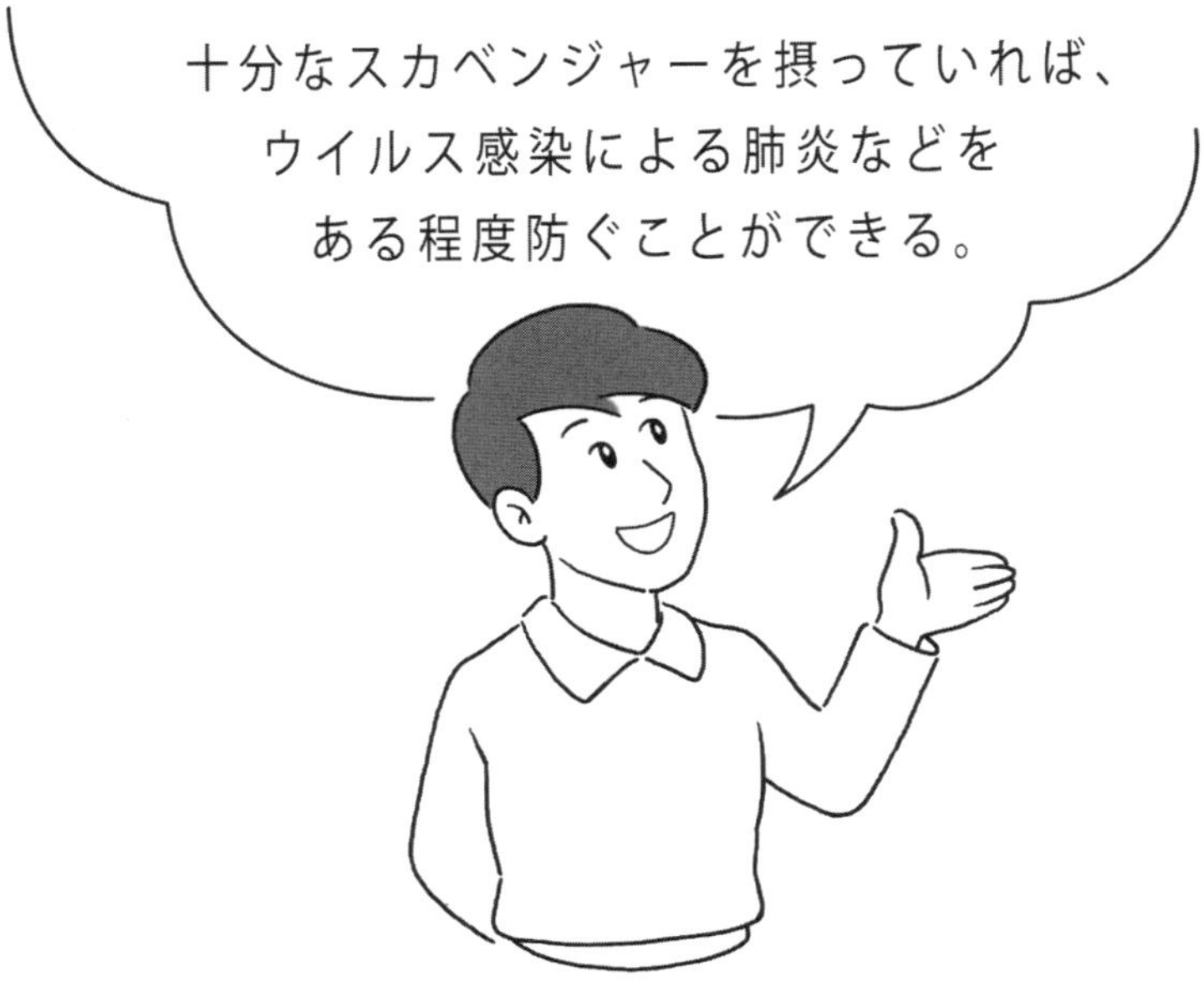
十分なスカベンジャーを摂っていれば、
ウイルス感染による肺炎などを
ある程度防ぐことができる。

まこと　その通り。百万の活性酸素分子は、体を作っている百万の分子から一個ずつ電子を盗み出そうとするから百万の分子が壊されるわけだ。これを救うのには百万の身代わりがいるっていうことは、スカベンジャーの分子が百万なければダメってことになるよね。

メグ　たしかに！

まこと　ちょっと考えてごらんよ。のどが痛くなったとき、そこに炎症が起きていて、活性酸素がどんどん出ているんだ。その分子数が十万だとしよう。スカベンジャーはお茶にあると思って、お茶を一杯飲む。そこにスカベンジャーの分子が五万あるとするよ。でもそれが全部のどに集まったとしても数は足りない。結局、活性酸素は自由にいたずらをする。実際に起こる現象っていうのはこういうことなんだよ。

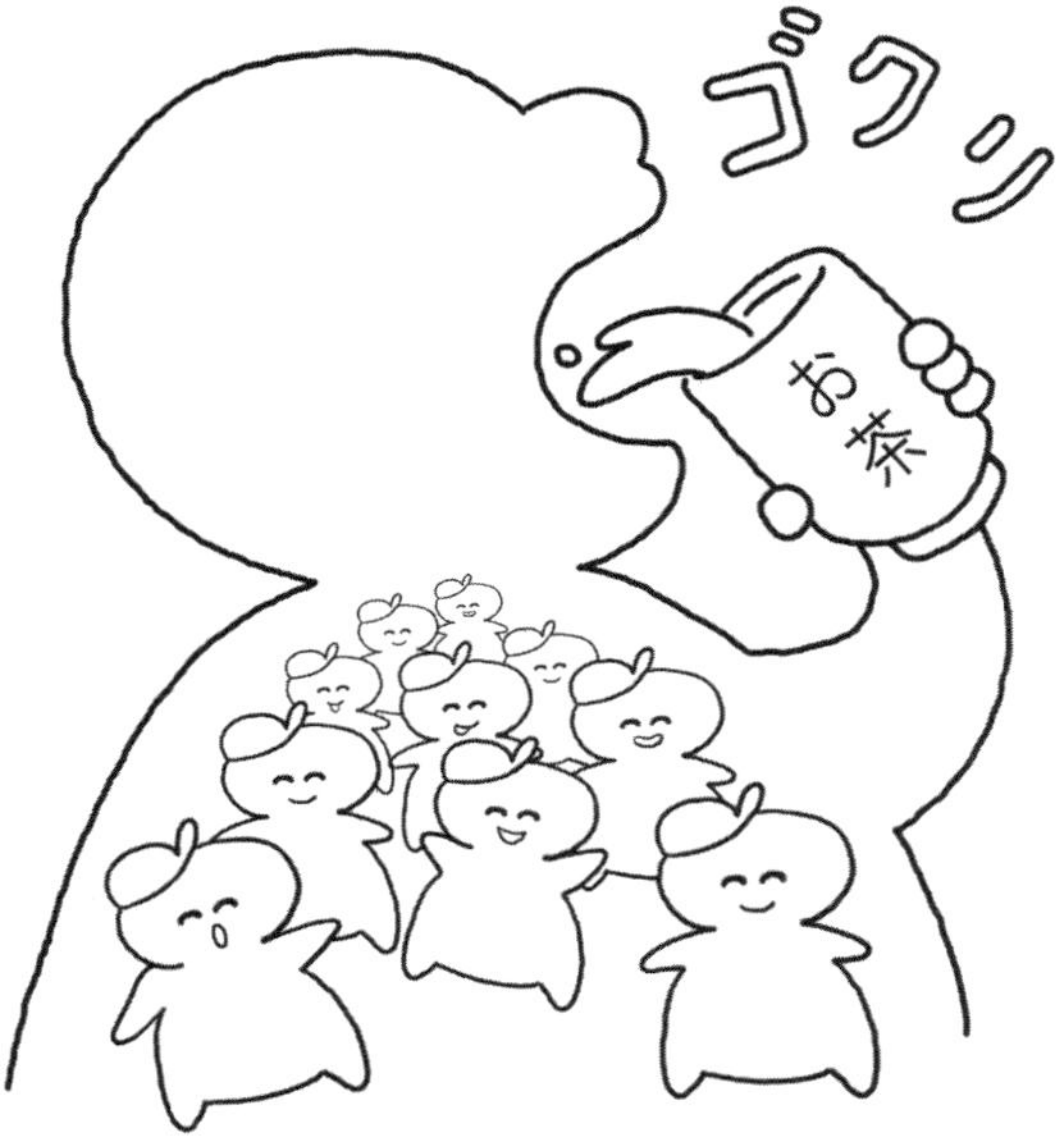

スカベンジャー部隊

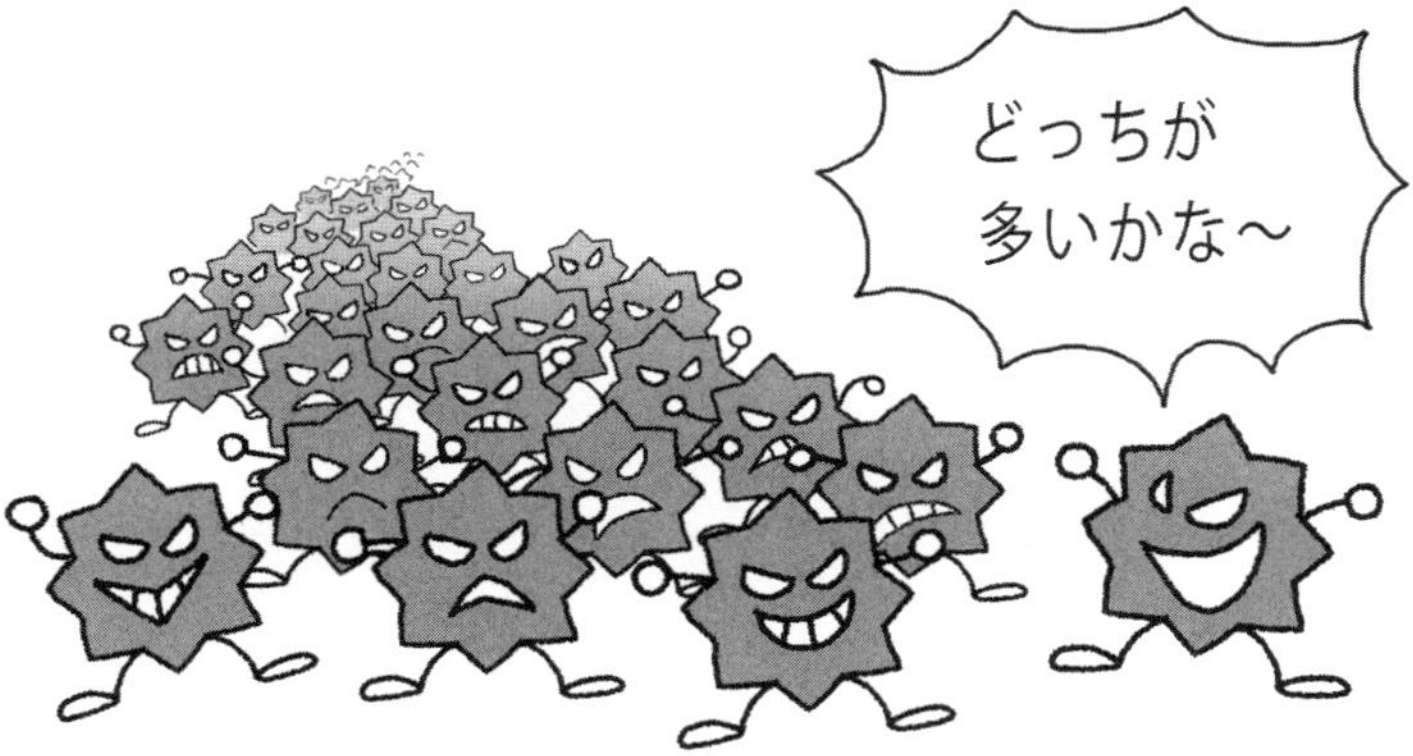

活性酸素たち

紫外線はエネルギーが大きい

メグ　電子を盗むのをいたずらって言っていいの?

まこと　いたずらって言わなければ、酸化って言わなけりゃならなくなる。そのほうが格好がいいかな。

メグ　酸化っていうのは酸素が結合することだったわね。化学結合って教わったつもりだけど。

まこと　それはそれでいいんだ。酸素との化学結合も酸化だし、電子を盗まれることも酸化なんだ。

メグ　なんだかよくわからないわ……。

まこと　酸素が結合するとき、相手の分子から電子を抜きとる形になるから、それも酸化ということになっているんだ。

メグ　誰が決めたの?

活性酸素は電子ドロボー

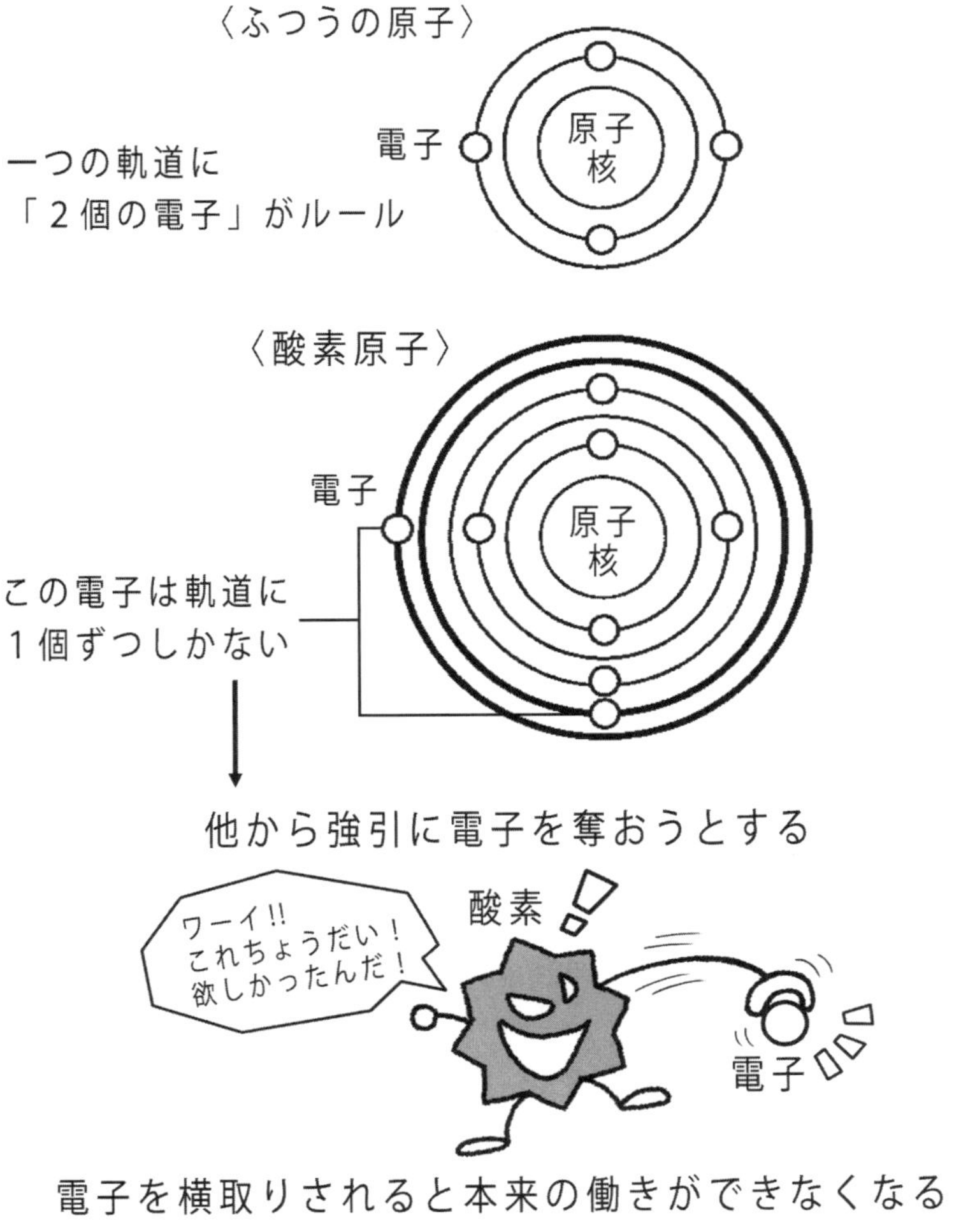

まこと　それを研究している人が決めたわけさ。言葉はもともと人間が決めたもんだろう。だから、どう決めたって論理が通っていれば誰も文句を言えないわけさ。

メグ　へええ。

まこと　ヘッブという人は頻繁に使われるニューロンの終末ボタンが膨らむことを発見して、終末ボタンの大きさを「シナプス荷重《かじゅう》」って言葉をつけたんだ。言葉は人が作るものだよ。メグだって言葉を作っていいんだよ。それが「シナプス荷重」っていう言葉のように世界中で使われるようになったら大したもんだ！

メグ　そんなこと、あるかしら？　夢みたいね。

まこと　それでスカベンジャーはあふれるほどないと安心できないことがわかっただろ？　だから、ボクはたくさん摂っているんだよ。

メグ　ビタミンCでしょう？

まこと　活性酸素はいろいろと種類があるし、それが水の中にあったり油の中にあったりする。体の中のことだから、いろいろなスカベンジャーを一緒に使わないとダメなんだ。そこが問題なんだよ。ビタミンCもいいけれど、それだけじゃダメなんだ。

メグ　じゃあおじさんのスカベンジャーを教えて。それ、どこにあるの？

まこと　紫外線《しがいせん》って知っているかな？

メグ　聞いたことあるけれど、何のこと？

まこと　虹を見たことあるだろ？

メグ　あるわ。それがどうしたの？

まこと　虹の帯の一番内側の色はなんだ？

メグ　たぶん、紫じゃなかった？

まこと　その通り。紫の内側には色が見えない。ところが、そこにも光は来ているんだ。

メグ　どうしてわかるの？

まこと　実験観察だよ。そこにも光があることを突き止める方法があるんだ。

メグ　そんなことをして何の役に立つの？

まこと　スカベンジャーの説明をするときに役に立つよ。

メグ　やっぱり知は力なり、よね。

まこと　よくわかってきたね。ボクは満足だよ。その紫の外側にある目に見えない光線を紫外線っていうのさ。化粧品にＵＶカットっていうのがあるだろ？　ＵＶは紫外線のことだ。だからＵＶカットは紫外線をカットするって意味なんだよ。肌を焼くのは紫外線だから、焼けるのが嫌な人はＵＶカットのクリームやローションを塗るわけさ。

メグ　肌を焼くのは目に見えない光だってこと？　不思議ね。

まこと　紫外線は目に見える光線よりエネルギーが強いんだよ。

メグ　エネルギーが強いから焼けるの？　エネルギーのことは前におじさんに教わっていたから、わかるわ。

まこと　本当にわかっているのかなぁ？　肌が焼けると小麦色になるだろう。小麦色のもとはメラニンっていうもので、陽に焼けるとメラニンが作られるんだよ。それを作る仕事には大きなエネルギーがいる。紫外線にはそれがあるけれど、目に見える光はそれだけのエネルギーを持っていないんだよ。

日焼けのしくみ

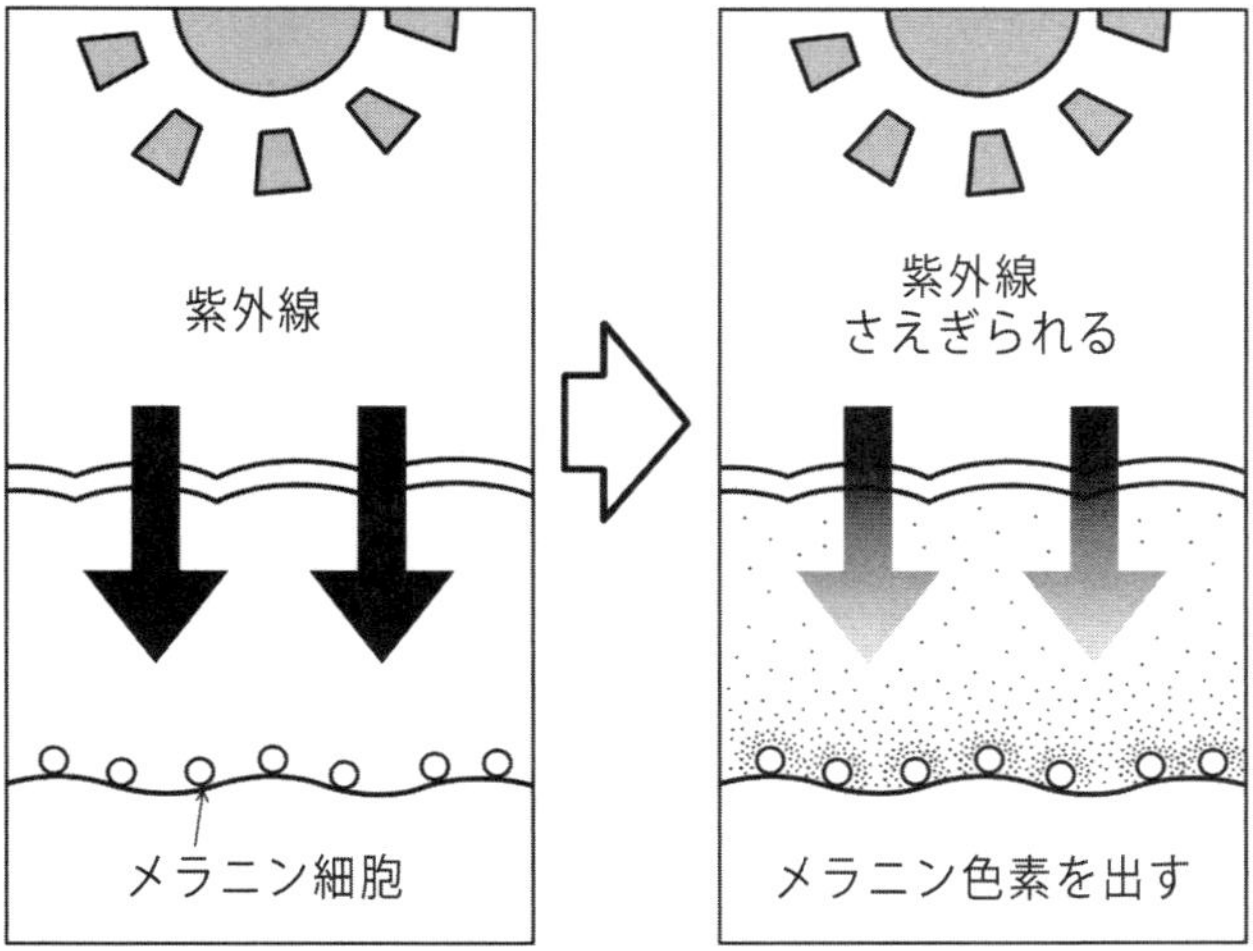

メグ　エネルギーとは仕事をする能力だってメモに書いてあるわよ。

まこと　それぞれ。体にある分子の結合をメラニンの分子にする仕事にはエネルギーがたくさんいるってことさ。

勉強するなら難しい本

メグ　おじさんは本当にいろんなことを知っているのね。すごいのね。学校で教わったの？

まこと　どこでも教わっていないよ。

メグ　じゃあ、自分で考えたの？

まこと　まさか。本だよ、本で読んだんだ。本には、知らないことがたくさん書いてあるだろ。だから難しい本をたくさん読むといいよ。

メグ　テレビでも勉強はできるわ。

まこと　テレビは勉強したい人のためにあるんじゃない。ちゃんと勉強するつもりなら本でなけりゃダメだ。本が嫌いだっていう人ならテレビでもいいだろうが、あれは中途半端なものが多いからボクは嫌いだね。

メグ　おじさんは変わり者なのよ。

まこと　そう言われていいんだ。その変わり者からいろいろ聞き出そうとしているじゃないか。メグも変わり者かもしれないね。

メグ　そうかなあ。でも、もっといろんなことを知りたいわ。

まこと　じゃあ紫外線の話を続けようか。紫外線が草や木の葉に当たると、水の分子を壊して活性酸素の分子に変えてしまうんだ。

メグ　それは大変だわ。

まこと　そうだよ。植物は一日中、日なたにいるんだから大変だよね。植物はどうすると思う？

メグ　うん、スカベンジャーがいるわね。

まこと　その通り。植物はスカベンジャーを何百種類も用意している。

メグ　そうでないと枯れちゃうわよね。

まこと　その通り。

メグ　わかった！　私、お野菜が好きだからスカベンジャーは体にいっぱいあるんだわ。

まこと　それは間違いだよ。植物の持っているスカベンジャーの大部分は分子が大きすぎて人間の腸から吸収できないんだよ。みんなトイレ行きだ。

メグ　それじゃあどうすればいいの？

まこと　分子を小さくすればいいのさ。

メグ　包丁でみじん切りにすればいいの？

まこと　みじん切りにしても分子は切れない。包丁で切れるほど、化学結合は弱くはないんだよ。

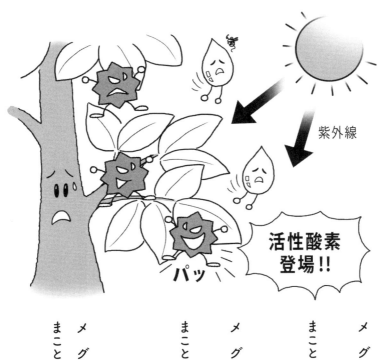

メグ　それじゃあ、どうすれば分子が切れるの？

まこと　人間の脳はすごく発達していて、植物の作った大きな分子を小さく切る方法を知っているんだよ。

メグ　どうやって切るのかなあ？　脳の中って面白いのね。

まこと　バケ学ってものがある。化《ば》けるって字のついた化学だ。バケ学では刃物も接着剤も使わないで分子を小さく切ることができるんだよ。

メグ　バケ学のこと、もっと教えて。

まこと　それは学校で習うよ。そのときには、理解できるようにしっかり勉強することだな。

メグ はい。わかりました。

まこと よしよし。

●生体の合目的性

メグ ちょっと質問があるんだけれど、植物がスカベンジャーを持っているのに人間にはそれがないのよね？

まこと 実は、人間もスカベンジャーを持っている。でも、人間は日陰に逃げることを知っているし、第一、朝から晩まで紫外線に当たることもないから植物ほどの用意はいらないわけだ。でも何種類かスカベンジャーを持っている。女の人は女性ホルモンを持っていて、それもスカベンジャーになるんだ。

メグ 男の人にはないの？

まこと 女性ホルモンは持っているけど、少ないんだ。男性ホルモンは、たくさんあるけどスカベンジャーにはならないんだよ。

メグ　それって不公平じゃない？

まこと　女性はお産をするのに男性はしないのも不公平だよね。お産はすごいストレスで、活性酸素がうんと出てくる。それを女性ホルモンでやっつけるためだろうね。

メグ　そうなの……。

まこと　そういうのを「生体の合目的性」っていうんだよ。

メグ　生体って何のこと？

まこと　生きている体、つまり生物の体のことだ。

メグ　合目的性って？

まこと　合は合うという意味だから、目的に合っていることを合目的性っていうんだ。

メグ　私たちの体に目的があるの？

まこと　大ありだよ。それは生きるっていう目的だ。活性酸素が体の中に発生する。それを何とかしなければ体が壊れる。だからスカベンジャーが必要なんだよ。

メグ　それって三段論法じゃない。

まこと　その通り！　すごいよ。よく理解できてるね。

メグ　だから体の中にスカベンジャーがあるのね。生きることには目的があるっておじさんは言うけれど、それは誰が決めたの？　私は生きる目的を持っているの？

まこと　そんなことすぐわかるよ。向こうから車が走ってきたら急いでよけるよね？　それは生きる目的のためじゃないのかな。そのとき、メグの神経が合目的に働いたことになる。

メグ　そういうことなのね。

まこと　体の中に活性酸素が発生するのは、まずいことだからスカベンジャーを作る。どっちも生体の合目的性というものだ。

メグ　生体の合目的性。

まこと　中学生にはなかなか難しい話だからね。

メグ　でも、私はよくわかったつもりよ。

まこと　それは、メグの世界が広がったということだよ。

メグ　私の世界ってどういうこと？

まこと　そうだなあ。理屈の通る世界って言ったらいいのかな。

メグ　日本とかアメリカとかいろんな国のことじゃないのね。私の中の世界ね。

まこと　よくわかってくれたね。理屈の通る世界っていうのは、言葉の世界のことだよ。理屈をこねるのは言葉だからね。メグの世界は今、広がったんだ。新しい言葉を覚えたんだからね。「生体の合目的性」って言葉を覚えただろ？

メグ　メモを取らなくちゃ！　生体の合目的性。それからスカベンジャー、女性ホルモン、ストレス、お産……まだあったかしら。

まこと　ボクに聞いちゃダメだよ。

●正しい判断力はよい頭から

メグ　話は変わるんだけど、テニスについてちょっと質問があるの。

まこと テニス部に入ろうっていうんだね。それは自分で決めることだ。判断の問題だよ。

メグ あら、この前も判断力って言葉が出てきたわね。判断力がある頭が良い頭だって言われたわ。テニスは世界を広げることにならないってことなの?

まこと テニスはボールのやり取りだろう。言葉のやり取りじゃない。だから、言葉の世界を広げたことにはならないよ。ボクは自分の世界は言葉の世界だと思っている。だから、ボクがテニスをやったとしても、ボクの世界は広がらないと思うよ。でもね、これはボクの場合で、ヒトによって違うからね。どんな世界を選ぶかはメグの判断の問題だよ。

メグ そうね。今思い出したんだけど、エネルギーを出すとき活性酸素が出るんだったわね。

まこと よく覚えていたね。

メグ 家に帰ってメモ帳に書いたのよ。今日も持ってきたわよ。

まこと そうか。それはよかった。それではテニスについて考えてみようじゃないか。

メグ　テニスをすればエネルギーが出るから、それって活性酸素が出るってことでしょう？

まこと　それもそうだけれど、今ボクは別のことを考えているんだ。

メグ　何のこと？

まこと　判断力のことだよ。中学生の判断力はまだまだ未熟だからパパやママに相談してみるのがいいよ。人生で大事なことの一つは選択だよ。テニスをやるかやらないか、K中学を受けるか公立へ行くか、靴を買いに行ってどれにするか。どれも選択だ。そこには判断があるだろう。テニス部に入っても、すぐに嫌になるかもしれないし、熱中して、しまいに世界的な選手になるかもしれない。選択っていうものはとても大事だ。おじさんがこういう人間になったのも、いくつもの選択の結果だってことさ。

メグ　迷うわね。

まこと　それでいいんだよ。だが、一つだけ言っておきたいことがある。それは体を動かさないで、家に籠《こ》もってテレビにかじりついてばかりいたり、テレビゲームで時間のたつのを忘れたりといった毎日だと、筋肉が発達しないってことだ。

メグ　おじさん、スポーツは好き？

まこと　あんまり好きじゃないよ。だけど、学校へはいつも歩いて通うことにしていた。学校は遠くて片道四十分もかかった。ボクの体はそれで鍛えただけさ。

メグ　それも選択ってことね？

まこと　たしかに選択だ。それは、家が貧しかったから、電車賃のいらない通学の方法を選んだだけのことさ。ボクが貧弱な体なのに、体力があるということは、結果的に賢い選択だったと思うんだよ。

メグ　そんな話はじめて聞いたわ。おじさんはえらいのね。

まこと　えらくもなんともないさ。

メグ　もしテニスをやったら、スカベンジャーを摂らなければならないのかしら？

まこと　子どもなら大丈夫さ。自前で作るスカベンジャーで間に合うのが普通だ。だけど無理しちゃダメだよ。疲れるまでやっちゃダメなんだ。疲れたっていう感覚はたぶん活性酸素から起きるんだろうから……。

メグ 安心した。無理なんかしないわ。

まこと そうだね。

●スカベンジャーは加齢とともに減少する

メグ 若い人とお年寄りとは違うのね。

まこと 年寄りでなくても中年になったら違うよ。

メグ スカベンジャーがいるってこと？

まこと そうなんだ。四十の声を聞く頃になると、自前のスカベンジャーがだんだん減ってくる。つまり、活性酸素の始末がしきれなくなって、その頃から体の故障が出てくるんだよ。ガンなどの生活習慣病っていう問題がおきてくるんだ。

メグ 生体の合目的性はどうなるの？

まこと メモ帳を見ているね。とてもいい質問だよ。生体の合目的性というのは、自然が体を守ってくれる形なんだ。中年になる頃までに子どもは大きくなっている。親には子どもを育てる責任があるけれど、そろそろその責任も薄れてくる頃だよね。そういうわけで体は弱ってきて、スカベンジャーは減ってくるということさ。

メグ　ずいぶんはっきりしているわね。

まこと　はっきりしているよ。自然は正直だからね。中年すぎてから何かをやろうとする人は、自分で体を守らなければならないんだ。もう自然に見放されているってことかな。生体の合目的性もだんだんあてにならなくなってくるんだよ。

メグ　おじさんは大丈夫？

まこと　ボクが栄養に気をつけていることはメグのパパもママもよく知っているよね。でも、中年になっているのに全然無関心なのが心配だよ。

メグ　そうよね。

第3章

脳は生まれつき平等

この章では、こんな疑問を解決します。

●「悪い頭」とはどういうものか
●「百年たっても腐らない情報」とはどんなものか

誰の頭も生まれたときは同じだった！

まこと　よく来たね。よい頭がほしくなったのかな。

メ　グ　面白くて、もっと聞きたくなったの。

まこと　それは、うれしいな。

メ　グ　質問があるの。おじさんは、誰の頭も生まれたときは同じだって言ったでしょ。それがずっと気になっているのよ。

まこと　それは誰だって気になる問題だよ。だから、そのことを聞かないのはおかしいと思っていたんだ。

メ　グ　そうだったの？　私ずっと気になっていたのよ。

まこと　そうか、それは実に重大な問題だからね。ところで、学校でみんなが使っている言葉は日本語だよね？

メ　グ　そうよ。それがどうしたの？

まこと　日本語っていうのはなかなか難しい言葉だ。誰も彼もが日本語が話せることは重要なポイントだよ。

メグ　どういうこと？

まこと　頭が悪い人はいないってことさ。みんな頭が良いってことだよ。

メグ　でも、お勉強ができる子とできない子がいるわ。

まこと　そんなこと当たり前だよ。できる子は家に帰ってしっかり予習、復習をしているだけのことだよ。別に頭がいいわけじゃない。そんなことみんなわかっているはずじゃないのかな。もちろんメグだって……。

メグ　そう言えばそうね。

まこと　予習や復習をするかしないかは、その人の判断だよ。アメリカの学校だったら英語の話せない人はいないだろ？

メグ　そりゃそうよ。

まこと　これはボクの想像だけどね。判断力もだけど想像力も大事なんだ。

メグ　わかったわ。家でも学校でも朝から晩まで日本語を使っているわけだから、自然と上手になるものね。

まこと そう、それがつまり日本語の勉強ってことさ。勉強もしないで何かができるようになると思ったら大間違いだよ。日本人は誰だって、朝から晩まで日本語で話すし、アメリカ人は、朝から晩まで英語で話しているんだ。どこの国の人も、一日中自分の国の言葉を話しているからね。

メグ じゃ、勉強をしないと、ニューロンはどうなるの？

まこと 実はボクも、勉強しないと脳がどうなるかなんて、見当がつかないんだ。

メグ 何とか考えてみてよ。おじさんの想像力は相当なものだと思うから。

まこと まいったね。それじゃボクの想像したことを言ってみるよ。まず、誰の脳にもニューロンはちゃんとあるし、メモ帳も主人公もいる。

メグ そのわけは？

まこと 怖いことになったね。これからボクの言うことはある先生の受け売りだから、そのつもりで聞いてくれよ。

メグ ある先生ってだあれ？　おじさんに先生がいるなんて知らなかったわ。おじさんは大学の先生でしょ。その上にまた先生がいるの？　何の先生？

まこと　ボクが参加している勉強会の先生のことを言っているんだよ。

メグ　だから、何の先生なの？　おじさんは栄養の先生でしょう。やっぱり栄養の先生なのね？

まこと　何の先生って言ったらいいかなあ。とにかく何でも知っている変わり者の先生だよ。

メグ　大学の先生でもまだ教わることあるの？

まこと　そりゃそうだよ。勉強することは無限にあるんだよ。その先生は〝タイム　イズ　ライフ〟と言っている。〝タイム　イズ　マネー〟は嫌いだって言うんだ。

メグ　〝タイム　イズ　マネー〟は〝時は金なり〟っていうことでしょう。ライフは何？

まこと　一生だの生活だの生命だのって意味さ。〝タイム　イズ　ライフ〟って言えば〝時は生命そのものである〟ってことになる。時間をムダにすることは生命をムダにすることだ、とその先生は言っているんだよ。耳が痛いよね。

メグ　痛くなんかないわ。おじさんは、その先生の受け売りをしようっていうのね。ちゃんと教えてちょうだい。

まこと　先生は脳のことや栄養のことをくわしく書いた本をたくさん書いているんだ。メグももう少し大きくなったら読んでみたらいいよ。

●エネルギーの源「ミトコンドリア」

まこと　何度も言うけど、その先生の受け売りだからそのつもりで聞いてくれよ。悪い頭っていうのはエネルギーの足りない頭なんだ。自動車はエンジンの調子が良くなかったら速く走ることはできないだろう。脳もそれと同じことなんだよ。

メグ　ニューロンもメモ帳も主人公もいるのにエンジンの調子が悪いって、一体どういうことなの？　ニューロンにエンジンなんかないでしょ？

まこと　これはたとえ話だから誤解しちゃ困るよ。エンジンみたいに動く機械なんかないさ。電池で走る電気自動車にたとえることにしよう。電池切れの電気自動車は走れないよね。それはエネルギーがあってはじめてメモを取ったり、メモを読んだりすることができるのと、同じと考えたらいい。お腹が空いていて何もしたくない状態を想像したらどうだろう。

メグ　ニューロンの中にエンジンはないけど電池みたいなものがあるの？

まこと　あるんだよ。「ミトコンドリア」って名前なんだがね。これが自動車のバッテリーみたいなものなんだ。バッテリーは充電して、電気を入れるよね。でも、ミトコンドリアは電気じゃなくて、燃料と酸素を入れるんだよ。燃料を酸素で燃やして、エネルギーを作る仕組みになっているんだよ。

メグ　へええ、ニューロンの中にそんなものがあるの？　びっくりだわ。

まこと　ニューロンだけじゃないんだ。ほとんどの細胞にそれがあるんだよ。どの細胞だってエネルギーなしじゃ働くことができないからね。

メグ　全部の細胞に一つずつあるの？

まこと　いや、一つずつってことじゃない。一個の細胞に平均一〇〇〇個のミトコンドリアがあるそうだよ。

メグ　その数は決まっているの？

まこと　それが問題なんだ。お相撲《すもう》さんの筋肉は太いだろう。それは筋肉ばかりじゃない。ミトコンドリアの数が多いんだ。

メグ　お相撲さんはお稽古《けいこ》をするでしょう。それでミトコンドリアの数は増えるのかしら？

まこと　増えると思うよ。

メグ　どうすれば数が増えるの？

まこと　細菌もそうだけど一つが二つに分かれるんだ。

メグ　それじゃあ二倍に増えるってこと？

まこと　全部が二つになれば二倍になるはずだけど、全部が二つになるとは限らないよ。

メグ　じゃあ、おじさんは、想像しているの？

まこと　その通り。そんなことはどの本にも書いてないんだから。

メグ　へええ。脳ではどうなの？　ニューロンのミトコンドリアも増えるの？

まこと　先生の本にはそう書いてあったね。ニューロンは使えば使うほど終末ボタンが膨らんでミトコンドリアの数が増える。それが、生体の合目的性だよ。

メグ　ニューロンではどんなことにエネルギーを使うの？

まこと　電話をかけるんだから電気がいる。そこに電気をおこす仕事がある。メモを取るのも大仕事だし、シナプスを飛び越す伝達物質を作る仕事もある。こういう仕事をするためにはエネルギーがいる。仕事をする能力がエネルギーだってことを忘れてはいないだろうな。

メグ　メモを見ているけど、忘れていないわ。おじさんの言っていることはみんな覚えているつもりよ。

まこと　記憶も生体の合目的性だ。覚えていなければ何の話もできないんだから、覚えようとして覚えられないことはないよ。

メグ　わかる、わかる。でも、頭は生まれつき誰も同じだって、どうしてわかるの？　私もおじさんも生まれたときは同じだったのね。

まこと　そうなんだ。どうしてだと思う？　その問題を解く第一のカギは、ニューロン

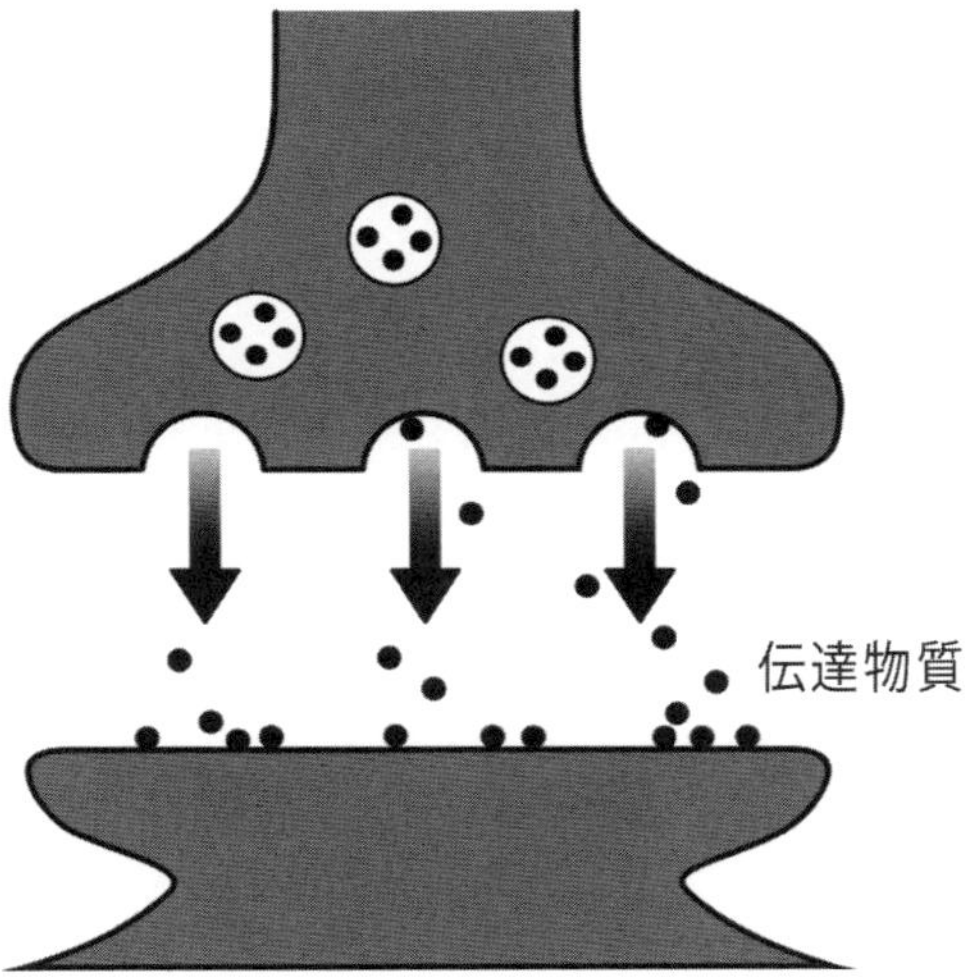

の数が一〇〇〇億もあるってことだ。ボクは言葉の世界を考えている。言葉の数は一体いくつあるだろうか？

メグ　日本語の言葉だけでいいんでしょ？

まこと　それはどうでもいい。日本語だけでも英語だけでも世界中の言葉でもかまわないよ。

メグ　一万ぐらいかしら？　百万はあるかしら？　わからないわ。

まこと　ボクの推定じゃ五十万までだね。

メグ　すごい数字ね。

まこと　一つの言葉にニューロンが二つあ

るって言ったことがあるのを覚えてる？　ニューロンの電話器では、上流からきた言葉を聞いて下流に言葉を送る仕組みになっていて、下流からきた言葉を聞いて上流に言葉を送ることはできないよね。これを一方通行と言ったのを覚えているかな？

メグ　覚えているわ。はじめは意味がわからなかったけれど、あの日ベッドの中でさんざん考えてみたの……。最後にわかったわ。

まこと　じゃあ、それを言ってごらん。

メグ　ええと、メグって言葉がニューロンの一つに入っているとするでしょう。それから下流のニューロンに女の子って言葉が入っているとするのよ。そうすると、メグは女の子だってことがすぐ出てくるでしょう。でも、女の子と言われてメグという言葉は出てこないと思うの。なぜって、メグは女の子の下流にはいないんですもの。だから、ニューロンは二つずつなければダメっていうことじゃないの？

まこと　その通り。

そこで、言葉の数がいくつあるかって問題だ。たとえばボクが五十万の言葉を覚えたとする。さらにニューロンとか、ミトコンドリアとか生体の合目的性とか、食物の特異動的作用とか、エネルギーとか、ボクにとって重要なものだ。それをそれぞれ一つのニューロンにメモすると、百万のニューロンがいるけど、それ以上はいらないわけだ。故障したときの用心に予備のニューロンを五十万とすると、ニューロンは全体で百五十万あればよいことになるよね。

メグ　ニューロンの数は一千億だってさっき言わなかった？

まこと　そう言ったよ。その全部が言葉に使われているかどうか知らんが、仮にその十分の一が言葉用だとすると、その数は百億もある。でも実際に使われるのはせいぜい百万ということだ。キミはこのことをどう思う？

メグ　そんなこと難しくてわからないわ。

●出力の高いニューロンと低いニューロン

まこと 生まれたときの頭は誰でも同じかって問題を解くカギは、ここにあるっていうのがボクの先生の考えなんだよ。

メグ どういうこと?

まこと ニューロンのバッテリーに調子の悪いのがあるだろうっていう考え方があるんだよ。そういうバッテリーを抱え込んだニューロンを使うのは損だろう。それで、出力の低いニューロンは使わないことになる。つまり、粒ぞろいのバッテリーのあるニューロンだけを使っていると思うんだよ。それも生体の合目的性ってことになる。出力というのは、出てくるエネルギーの量のことだよ。

メグ そんなうまいことを本当にやるのかしら?

まこと これは想像だけど、生体の合目的性が行き渡ればそういうことになるはずなんだ。百億のニューロンのうちの百万は一万分の一にあたる。一万本のニューロンのうちの一本ぐらいは出力の高い優秀なニューロンがあるはずなんだ。そうすれば誰の頭も同じに働くことになるだろうっていうのがボクの考えなんだ。メグもボクも、いつも一番上等なニューロンだけを使っているってことだよ。

メグ　わかったわ。そういうことなのね。

まこと　出力の高いニューロンを使うっていう生体の合目的性は脳の場合、格別に目立っているんだよ。

メグ　まだ他に何かあるの？

まこと　そうなんだよ。脳の作り方は、他の器官の作り方と違うんだよ。

メグ　すごいわね。

まこと　人間にとって一番大事な器官なんだから特別な待遇さ。心臓でも肺でも脳以外の器官は、積み木細工のように細胞を組み立てて作られているのに、ニューロンは全くそれとは違うんだ。

メグ　どうなっているの？　面白い話だわ。

まこと　赤ちゃんがお腹の中でかなり大きくなったとき、つまり頭の骨が出来上がった頃、ニューロンが作られるんだ。そして、片っ端から捨てられることがわかっている。

メグ　出来の悪いのは捨てられちゃうの？

まこと　そのことは研究されていない。どんなのが捨てられるかわかっていないんだ。でも、生体の合目的性からすれば出力の低いのが捨てられるだろうね。メグの言う通りだと思うよ。

メグ　そんなことがわかっていないの。おかしいわよ。

まこと　研究ってものはすべて目標が決まっている。この問題をテーマにする人が出て来なければいつまでたっても真相はわからないんだ。

メグ　研究ってものはそんなものなの？

まこと　それがいけないとは言えないよ。とにかく生まれる前の段階でニューロンの選別が行われることは確かなんだ。

メグ　えっ？

まこと　生体の合目的性は厳しいよ。

メグ　う〜ん、よくわからないわ。出力の低いニューロンなんてあるからいけないのよ。だから選別が必要なんでしょ？　どうしてそんなものがあるの？

●体の中で大事件！

まこと　メグのお腹には卵がたくさんできている。

メグ　きゃっ、気味が悪い。何の卵？

まこと　赤ちゃんの卵さ。

メグ　赤ちゃんの卵？

まこと　メグが大人になってから産む赤ちゃんの卵だよ。

メグ　やっぱり気味が悪い。その卵がどうしたっていうの？

まこと　たとえば、宇宙線っていうものがある。それは宇宙のどこからともなくやってくる放射線なんだ。

メグ　今ここに来ている？

まこと　来ているよ。放射線を調べるカウンターっていう道具がある。マイクみたいな形のものだ。これのスイッチを入れると一分間に何十回もポンポンと音がする。これをメグの胸にあてると胸をぬけた放射線がカウンターに入ってポンポンと音がするってことだ。

メグ　それで大丈夫なの？

まこと　大丈夫なんてことは言えない。放射線が当たればそこの分子は壊れてしまう。

メグ　何の分子なの？

まこと　体は分子でできているんだから、何の分子か決まっちゃいない。ポンという音は、分子の隙間《すきま》を通りぬけたやつだ。分子にぶつかったやつは、分子を壊す仕事をするわけだからエネルギーを消費する。そこで討ち死にさ。

メグ　何だか不思議な世界ね。私が知らない間に、体の中で大事件が起こっているのね。

まこと　ミクロの世界は四六時中いろいろな事件が起きているんだよ。分子の数はものすごく多いから細胞の数が六十兆とすると、それが一つ壊されても困らない。

その一つの細胞を作る分子の数は兆なんてものじゃない。だから分子が一つ壊れたって痛くもかゆくもないんだよ。

メグ　安心した。でも、壊れて困る分子はないの？

まこと　それがあるんだよ。だからこんな話を持ち出したんだよ。

メグ　その分子はどこにあるの？

まこと　その分子は全身にある。どの細胞にもそれがあるんだよ。

メグ　もっとちゃんと教えて！

まこと　その分子はＤＮＡというんだ。その中に遺伝子という遺伝情報がつまっている部分があるんだよ。

メグ　あら、それならどこかで聞いたことがあるわ。

まこと　そうだね。新聞を見ていたら必ず出てくる。

メグ　遺伝子って遺伝と関係あるの？

まこと　もちろんだよ。キミの体のすべての細胞に遺伝子は入っているけど、それはパパとママからもらったものだよ。そして、パパとママからもらったものは遺伝子だけなんだ。

メグ　あら、そうなの。そんなことはじめて聞いた。それが分子だって言うのね。

まこと　それは先祖から伝わった宝物みたいなもんだ。それが放射線で壊されたら困るよね。

メグ　一つぐらいならいいんでしょう?

まこと　一つでもダメだ。その一つでガンになることだってあるんだから……。

メグ　放射線はやっぱり怖いのね。そんな怖いものだったら、体の中にそれを防ぐ仕組みがあって良さそうな気がするんだけど、生体の合目的性を考えたら、そうじゃないかしら?

まこと　すごいなあ。メグの知識は相当なものだ。それに、今まで話したことをきちんと理解していてうれしいよ。

●DNAを守るしくみ

メグ 防ぐ仕組みがあるっていうの？

まこと そうだよ。細胞の中心には核っていうものがある。これは袋になっていて、遺伝子はそこに収まっている。

メグ あ、わかった！　その袋は放射線を通さないのね？

まこと 通さないってわけじゃないけれど、放射線は袋の分子にぶつかれば、それを壊すんだよ。そのときにエネルギーを消費してしまうから、遺伝子のところまで行き着くことができないんだね。

メグ さっき、分子の隙間って言ったわよね？　でも隙間があったら入ってくるんじゃないの？

まこと その通り。ただ、袋に入っているほうが放射線にやられにくいっていうことになるんだ。生体の合目的性は徹底しにくい場合がある、と思ったほうがいい。

メグ　卵は細胞と違うの？　放射線にやられないの？

まこと　この場合は放射線っていうのはやめて宇宙線にしたほうがよさそうだね。卵も細胞だから、卵って言わないで卵胞っていうのが普通だ。卵の細胞って意味だよ。

メグ　それはいくつぐらいあるの？

まこと　二百万だそうだ。

メグ　エッ！　いつからそんなにあるの？

まこと　生まれたときには、もうあったということさ。

メグ　二百万人もの赤ちゃんが産めるってことじゃないわよね？　まさかね……。

まこと　そのうちの一つが一月ほどの間にだんだん大きくなって子宮まで降りてくるってことさ。二百万のちっぽけな卵があつまっているところに宇宙線が四六時中やってくるということだよ。

メグ　卵にも核があるの？

まこと　細胞だから核はあるさ。それは袋になってＤＮＡを守っている。

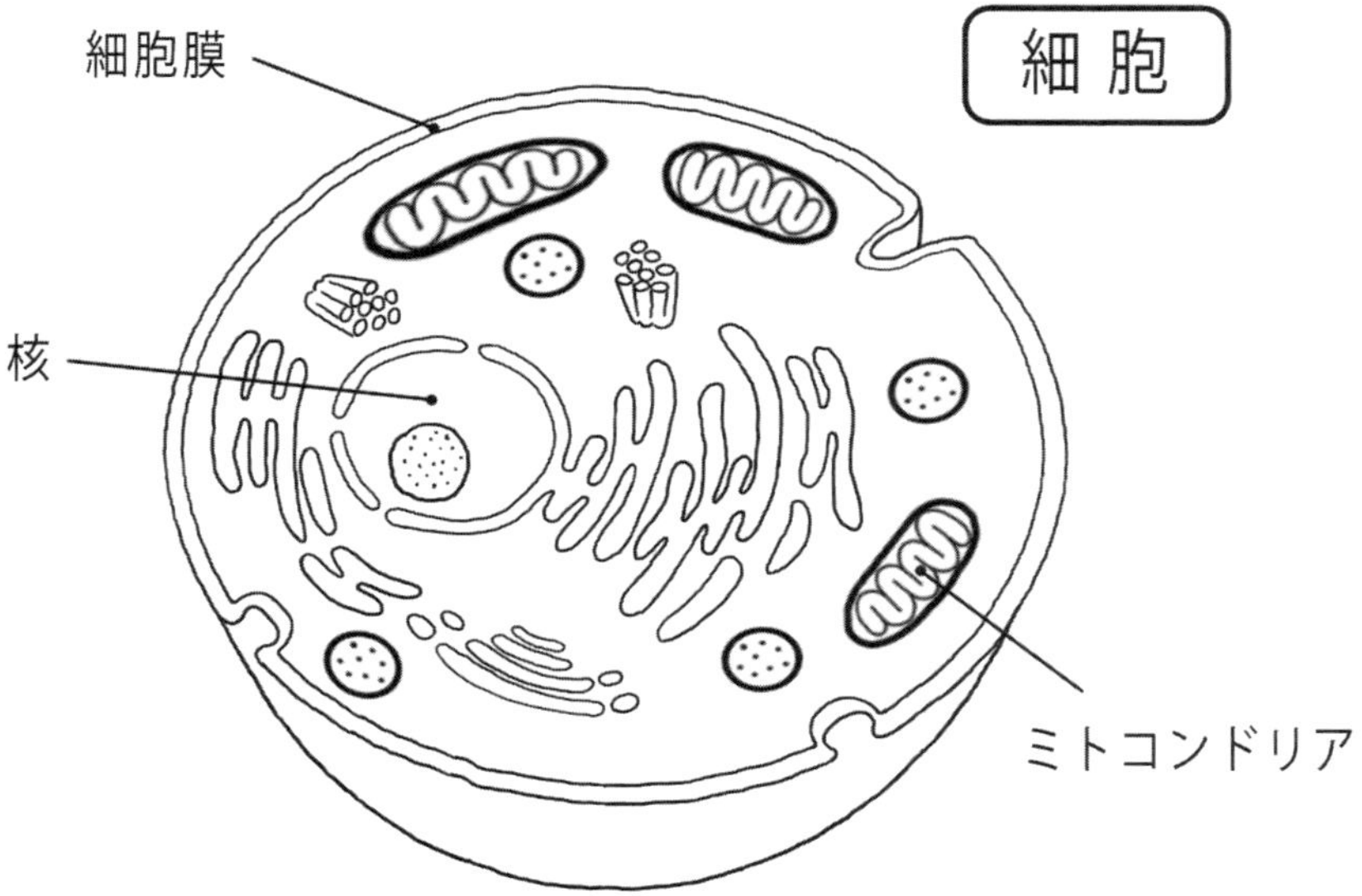

メグ　卵にも遺伝子はあるの？

まこと　あるよ。それが宇宙線にやられることがあるわけだよ。

メグ　その設計図に宇宙線があたったらどうなるかしら？　破れるわね。

まこと　設計図はひものような長いものだ。だから、切れることはあっても破れることはない。切れたらその卵は、赤ちゃんにはなれないはずだ。

メグ　二百万もあるんじゃ、切れても心配ないわよね？

まこと　遺伝子は体の設計図だと言われているんだ。でも図面はないよ。一

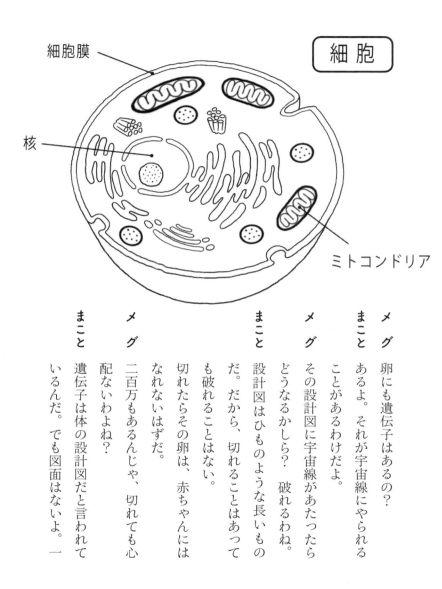

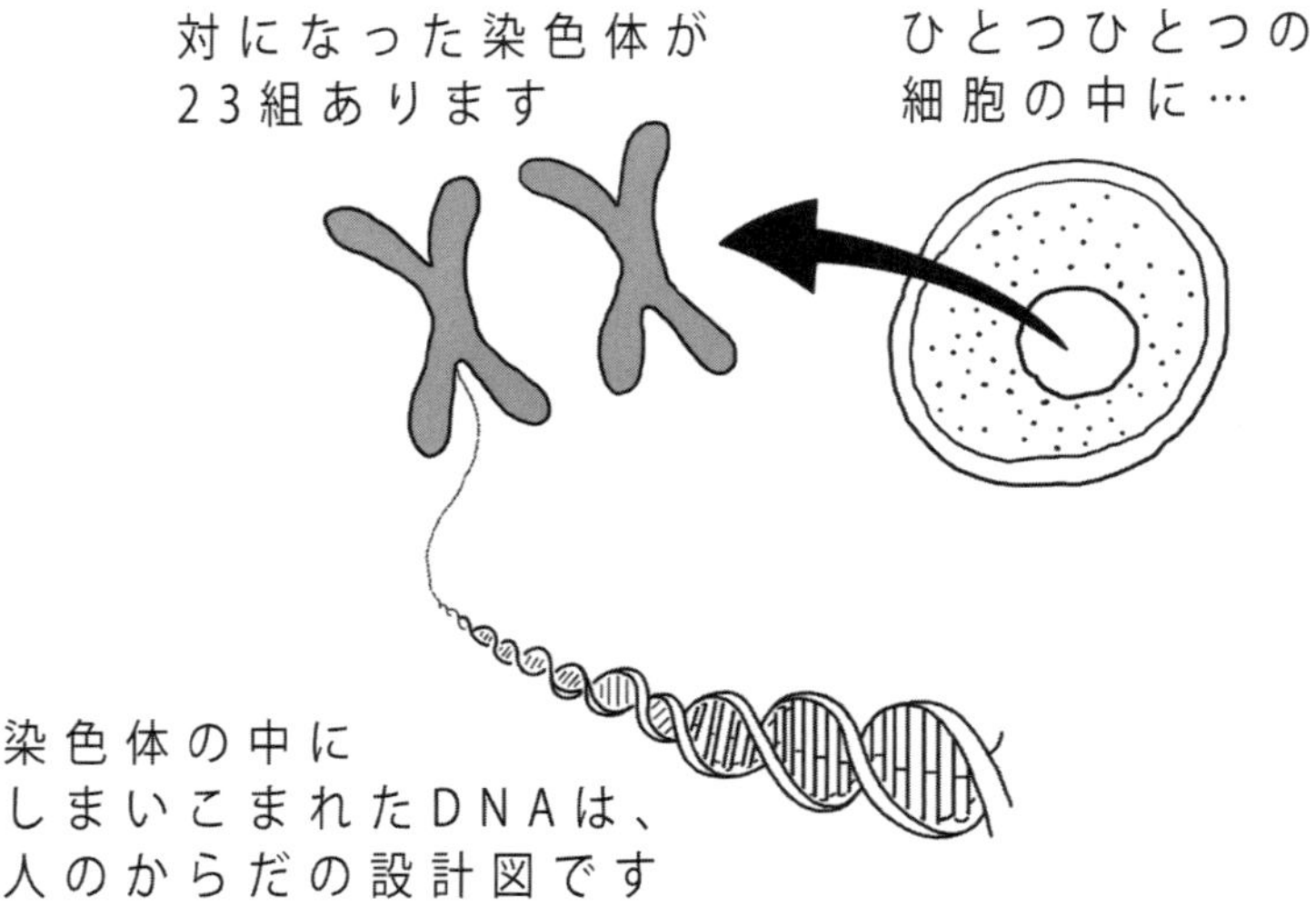
対になった染色体が
23組あります
ひとつひとつの
細胞の中に…
染色体の中に
しまいこまれたDNAは、
人のからだの設計図です

つの細胞から二人の赤ちゃんが産まれるのが一卵性双生児だよね。この赤ちゃんたちは見分けられないほど顔も体も似ているだろ？それは同じ設計図を持っているからなんだ。つまり遺伝子が設計図になっている証拠だよ。

困るのは暗号が狂うときなんだ。遺伝子は暗号になった設計図だからね。

メグ　設計図は暗号でできているの？暗号って意味を理解するのが大変なんでしょう？

まこと　でもそれはボクたちの知らないと

ころでちゃんと解読してくれるんだ。ありがたい話さ。

メグ 体の中では不思議なことがたくさん起こっているのね。暗号が狂ったらどうなるの？

まこと 暗号が狂ったら、ガンとかいろいろ困ることが起こるってことさ。

●宇宙線と人間

メグ やっぱり宇宙線は怖いんだわ。そんなものなければいいのに。

まこと その考えはちょっとまずいんだ。もし、宇宙線がなかったら、ボクたち人間もいなかっただろうよ。

メグ それはどういうこと？

まこと 地球にはじめて現われた生物は細菌みたいな下等なものだ。それが進化して人間になるまでには、設計図が複雑に変わらなければならないよね。四十億年の間に設計図が何回も変化した結果、人間が誕生したんだよ。そして、合目的性を持ったものだけが残ったわけだ。

メグ　そんなこと見た人がいるわけじゃないのに、本当なの？

まこと　見た人がいるわけじゃない。しかし、誰が考えてもそういうことになるとしたら、それを本当としなけりゃならないじゃないか。

メグ　細菌も人間も神様が作ったんじゃないの？

まこと　そうか。メグみたいに思っている人がいるし、そう思ってない人もいる。ボクは自然がつくったんだと思っているよ。自然は、風を起こしたり、雨を降らせたり、鉄を錆《さ》びさせたり、虹を作ったり、いろいろなことをやるよね。自然は生物も作ったんだ。それがどんなメカニズムなのか、もうわかっているんだよ。だけど、よほど勉強しないと理解ができないくらい複雑なことなんだ。

メグ　へえぇ、人間も自然がつくったの？

まこと　科学者はみんなそう思っている。

メグ　理解力の問題ね？

まこと　まぁ、そうしておこう。……いつの間にか脱線していたね。卵胞が宇宙線にやられる話はまだおしまいになっていないんだよ。

メグ　あらいけない！　今の話よりその話のほうが興味しんしんよ。

まこと　うまい言葉を知っているじゃないか。

メグ　そうかしら。

まこと　卵胞の中にはミトコンドリアがある。エネルギーがなかったら、卵だって生きていられないんだよ。エネルギー源のミトコンドリアにも宇宙線はぶつかってくる。ミトコンドリアにも遺伝子があって、ミトコンドリアＤＮＡって名前がついている。

メグ　その遺伝子も設計図でしょう？　体の……？

まこと　それが違うんだよ。ミトコンドリアＤＮＡは、エネルギー作りをするための設計図なんだ。

メグ　なんだか難しくなってきたのね。

まこと　こんな複雑な体を自然が作ったんだから、感心せずにはいられないよ。このＤＮＡは、核の中でなく外だからもろに宇宙線を受ける。ミトコンドリアはエネルギー工場なんだから、そのＤＮＡが宇宙線にやられるとエネルギー作りがうまくできなくなる。それで出力が落ちて、その卵は元気がなくなるだろうね。

メグ そうなのね。

まこと ところで、この話には先があるんだ。メグはだんだん大きくなっていくけど、それには時間が必要だよね。

メグ 今度は時間の問題なの？

まこと そうさ、時間の問題さ。宇宙線は四六時中やってくるから、宇宙線にやられるミトコンドリアＤＮＡはだんだん増えてくる。つまり元気でない細胞が増えてくるってことだ。

メグ 私は何も感じないわ。

まこと そりゃそうさ。自然は断りなしに決まったことをやっている。それは人間に悟《さと》られないようにやっている。もしそれがいちいち人間にわかったら、うるさくてたまらんよ。

メグ 早く赤ちゃんを産まないと、心配っていうことなの？

まこと　筋は通っているけど、それは早合点と言われる恐れがあるよ。

メグ　どうして？

まこと　結論の前に前提があることはいつか話したね。

メグ　覚えているわ。メモ帳に書いてあるもの。

まこと　前提になる情報が足りないんだよ。

●情報は一つでも多いほうが勝ち

メグ　情報って、明日は天気ですとか、大地震が起きたっていうようなことでしょう。

まこと　目や耳に入ってくることは何でも情報なんだ。情報が脳に収まれば知識ってことになる。この場合は、メグの知識が不足ってことだね。

メグ　おじさんが教えてくれなかったたってことでしょ？　いじわるだわ。

まこと　おいおい、いじわるじゃないよ。それをこれから教えるつもりだったんだから。

ボクの先生は、「情報は一つでも多いほうが勝ちだ」とか、「大事なのは百年たっても腐らない情報だ」とか言っている。百年たっても腐らない情報を一つ教えるよ。

メグ　緊張するわ。

まこと　体の分子を壊すのは放射線そのものじゃなくて、放射線が当たって壊れた水分子から出てくる活性酸素なんだ。

水の分子は宇宙線のような放射線がぶつかると二つに割れて活性酸素の分子が出てくるってことさ。

まず、卵を狙うのは活性酸素だ。これが新しい情報だよ。

メグ　スカベンジャーに助けてもらいなさいってことね。

まこと　そうだよ。スカベンジャーに助けてもらえばいいんだ。これが正しい判断だよ。情報が一つ増えただけで判断が違ってくるって面白いと思わないかい。

メグ　面白いわよ、とっても。

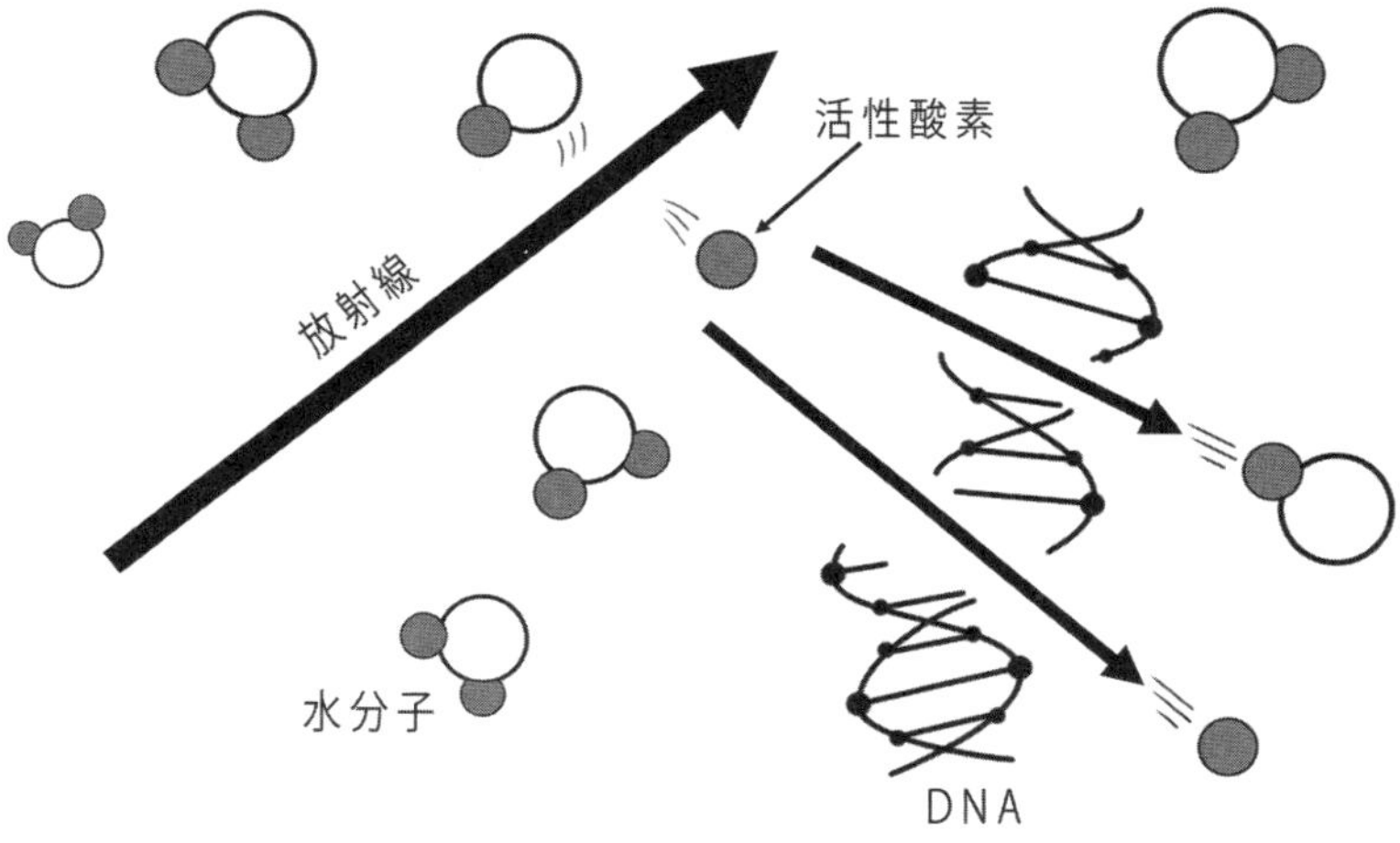
放射線
活性酸素
水分子
DNA

まこと　メグの理解力は相当なもんだ。

メグ　おじさんのおかげで頭がよくなった感じ……。

まこと　その通り！

第4章

脳と栄養

この章では、こんな疑問を解決します。

●記憶力がよくなる食べ物は何か
●脳のエネルギー、ブドウ糖の効果的な摂り方とは
●ニューロンネットワークを緻密にするにはどうしたらいいか

小脳と大脳

メ　グ　また勉強しに来ました！

まこと　しばらくだったねぇ。テニス部はどうした？

メ　グ　コーラス部にしたの。

まこと　パパやママの意見を聞いたね？

メ　グ　もちろんよ。

まこと　人間の特長は脳にあるから脳を使うのは人間らしいことだと思うんだよ。

メ　グ　人間の脳はどうなっているの？　ニューロンのことは少しわかったけれど……。

まこと　人間の脳で格別の発達をしているのは大脳っていう部分だ。人間は大脳が大きくなっている。サルは木の枝の間を上手に飛ぶだろう。あれは小脳っていう小さな脳が発達しているんだ。テニスのうまい人や、野球のピッチャーのコントロールなんていうのも小脳の働きだよ。

メグ　スポーツは小脳に関わりがあるのね。面白い話だわ。

まこと　運動の命令を出すのは大脳で、筋肉をデリケートに操るのが小脳なんだ。

メグ　コーラスは？

まこと　声帯の筋肉を操るのは小脳だ。その命令は大脳からきているけれどね。

●犬の脳と人間の脳はどこが違うの？

メグ　ロッキーの脳は私の脳とどこが違うの？　言葉のニューロンがないのはもうわかったけど。

まこと　一番違うのは匂いのニューロンだよ。ロッキーはメグとボクとを匂いで区別しているんだ。鼻にあるセンサーでメグの匂いを感じとると、メグという人間のニューロンに電話がかかる。それで、ここにいるのがメグだとわかるし、ボクがいることを知るのも同じメカニズムだ。

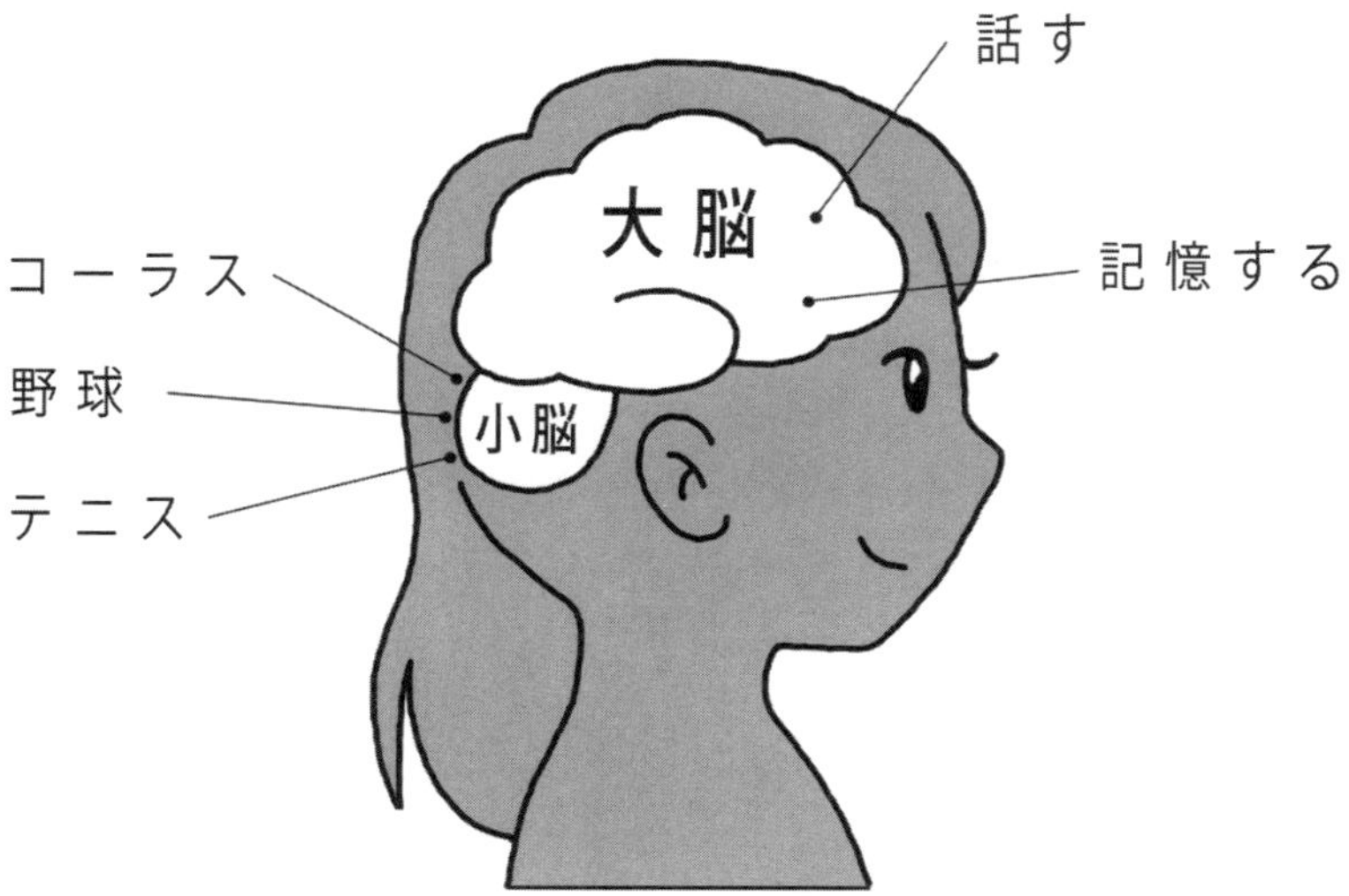

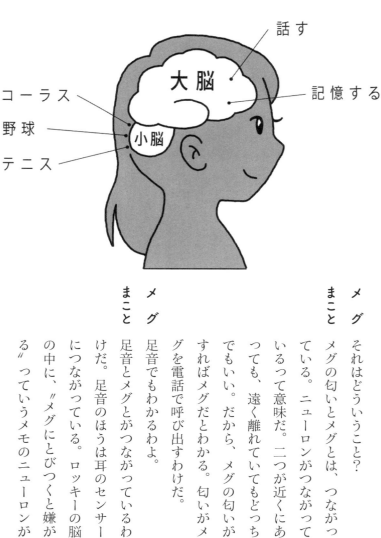

メグ　それはどういうこと？

まこと　メグの匂いとメグとは、つながっている。ニューロンがつながっているって意味だ。二つが近くにあっても、遠く離れていてもどっちでもいい。だから、メグの匂いがすればメグだとわかる。匂いがメグを電話で呼び出すわけだ。

メグ　足音でもわかるわよ。

まこと　足音とメグとがつながっているわけだ。足音のほうは耳のセンサーにつながっている。ロッキーの脳の中に、〝メグにとびつくと嫌がる〟っていうメモのニューロンがつながっている。それはメグのママも同じだったから、ロッキーは二人には飛びつかないだろう？

メグ　そういうことだったのね。よくわかったわ。

まこと　ロッキーの脳の中で、メグについてのニューロンがいくつかつながっているわけだ。そうして、ママについてのニューロンもいくつかつながっている。これは二つの別々な回路ってことになる。

メグ　回路って何？

まこと　電線のつながりとしておこう。それは電気屋さんの言葉だがね。この二つの回路は完全に分かれていると思う？　二人の共通点があったよね？

メグ　飛びつかれるのが嫌だってこと？　だってあんな大きな犬に飛びつかれたら転んじゃうわよ。

まこと　それはわかっているさ。〝ママとメグには飛びつかない〟と書いてあるメモはメグの回路にもママの回路にもつながっていると思わないかい？

メグ　そうね。二つの回路は別々ではないと思うわ。

まこと　これはボクの先生の考えを借りてきたものだけど、実際はどうなっているか誰も知らないんだ。

メグ　人間のニューロンの回路もこれに似ているんでしょ？　同じ動物の仲間だもの……。

まこと　人間の大脳は犬の大脳より高等だ。高等ってことは回路がよく発達しているってことだよ。それは複雑ってことなんだ。共通の言葉がいっぱいあるから、それがあちこちの回路につながっているわけだよ。生体の合目的性なんて言葉は、あっちの回路にもこっちの回路にもつながっているんだ。

ニューロンのネットワーク作り

メグ　ニューロンのつながりは新しく作られる場合があるでしょう？　この前、出力の低いミトコンドリアができる理由について、おじさんは新しい情報をくれたでしょ？　それで、活性酸素のニューロンがその回路につながって、回路が複

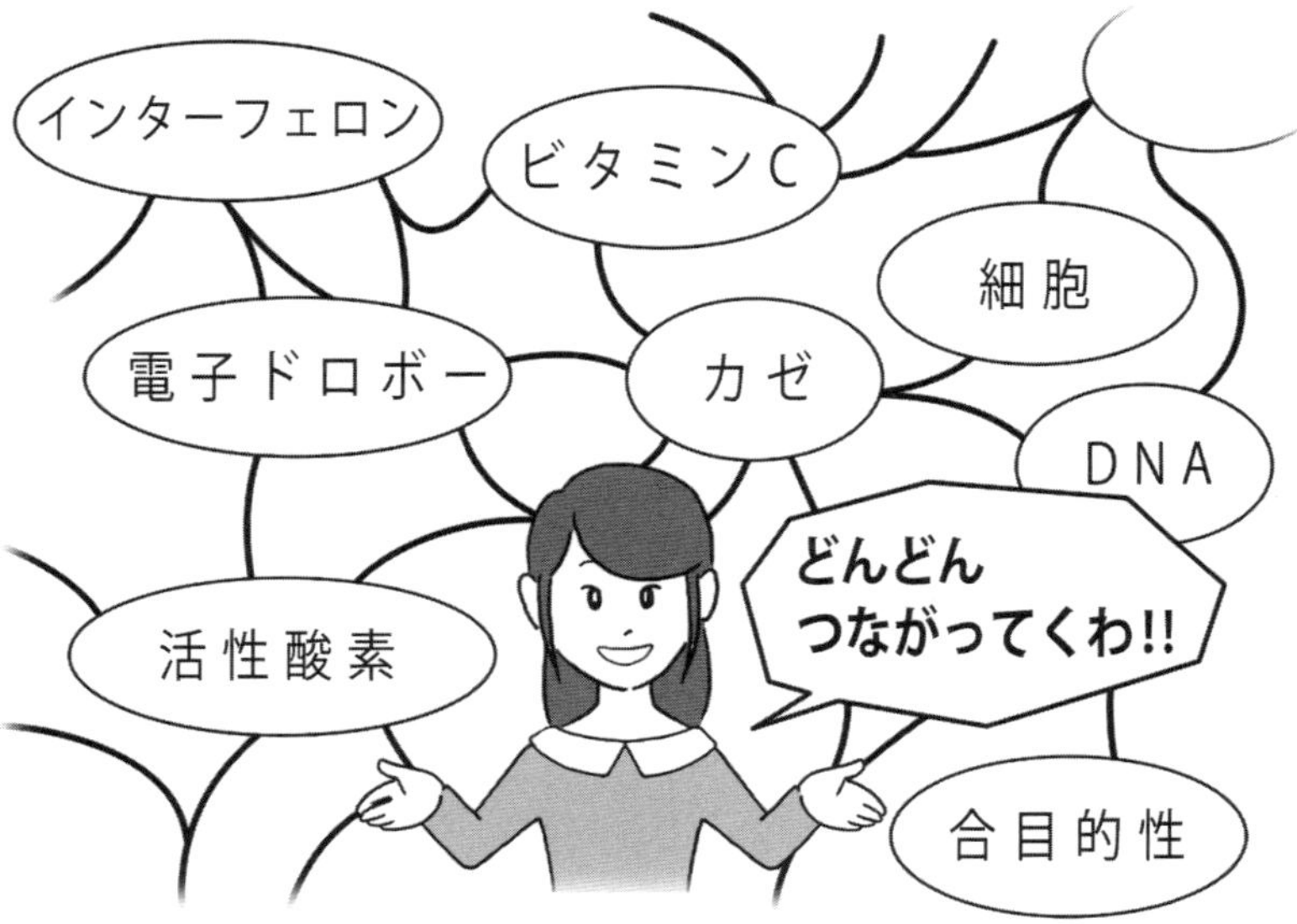

雑になったのよね？

まこと　ニューロンは細長い細胞で、その両端は木の枝のようにたくさん分かれているんだ。終末ボタンを覚えているだろう？

メグ　ヘッブの法則に出てくるあれよね。

まこと　メグの記憶力はいいね。それは頭がいいってことになるよ。終末ボタンはその枝の先の膨らみなんだ。この終末ボタンは隣のニューロンの枝にくっついているものもあるし、くっついていないものもある。物事を考えたり新しいことを覚えたりするときには、関係のあるニューロンの終末ボタンをつけた枝が動いて、適格なニューロンの枝まで伸びてぴたりとくっつくんだよ。すると、新しいシナプスができるわけだ。

メグ　今私の脳でそういうことが起きているんじゃない？

まこと　その通り。メグのニューロンの回路はボクの家に来るたびに複雑になっていくということだよ。そうして、メグの頭はロッキーの頭とはだんだん離れて、より人間らしくなっていくわけだ。すごいことじゃないか。

メグ　ロッキーにも人間の言葉は、ちゃんとわかるわ。

まこと　言葉がわかるんじゃなくて、音がわかるんだよ。言葉が違えば、音が違うからさ。言葉がわかれば人間のように理屈がわかる。論理がわかる。三段論法ができる。でも、ロッキーは逆立ちしたってそんなことはできないよ。人間は、犬よりもサルよりもチンパンジーよりも賢い動物なんだ。それというのも複雑なニューロンの回路を作り上げることができるからだよ。ニューロンが網の目のように絡み合っているので、このことをニューロンネットワークなんて言う人もいる。

メグ　おじさんは私のニューロンネットワークを作ろうとしているんでしょ？　よくわかるわ。

まこと　メグには理解力や判断力のある大人になってほしいと思っているからね。

メグ　世の中には理解力や判断力のない人がいるってことね。

まこと　ウソの情報か本当の情報か、区別のつかない人はよい頭の持ち主とは言えないとボクは思っているんだ。勉強が足りないと正しい理解はできないからそうなるんだ。学校の勉強だけじゃあダメだよ。世界中の人がよい頭の持ち主にならなければ、世の中は平和にならないと思うよ。

●脳によい食べ物とは？

メグ　勉強の価値ね。じゃあ、脳の栄養ってどんなものなの？

まこと　ボクが栄養の先生だってことを思い出したね。でも、ボクは脳の栄養について詳しいわけじゃないんだ。

メグ　パパはおじさんのことといつも頭がいいって言っているわよ。記憶力も、理解力も、判断力もいいからじゃないかなあ。おじさんは子どものときの栄養がよかったんでしょう？

まこと　とんでもない。全くろくなものを食べていなかったよ。

メグ　おかしいわよ。それで頭が働くの？

まこと　ボクの栄養学からすると全くの栄養不良だよ。それで考えてみたんだ。何の病気もせずに人並みにやってこられたってことは、体質の特徴ってことになると思うんだ。

メグ　たくさん食べたんじゃない？

まこと　味噌汁と漬物だけ、おかずがないからごはんを三杯から五杯食べてたよ。

メグ　たくさん食べるのはいいことなんだわ。頭のために……。

まこと　全然違う話だが、新聞に、納豆を毎日食べていた子が学校の成績がよくて16歳で大学を卒業して会社の社長になった、という記事が載ってたよ。ハワイ生まれの男の子でお母さんが日本人だったから、納豆を食べさせていたんだね。

メグ このわけは説明できるの?

まこと よくわからないけど、体質だって言ってもよさそうだが、納豆の成分に関係しているると思うな。

メグ あのねばねば?

まこと セリンリン脂質ってものが納豆にはあるんだよ。

メグ それ何のこと?

まこと セリンはタンパク質の成分の一つで、肉を食べても卵を食べてもそれは摂れるものだよ。リンはマッチの頭についている燃えやすい物質、脂質は脂肪の意味としておこう。つまりセリンリン脂質は、この三つが結合したものなんだ。

メグ 結合すると別の働きをするのね。

まこと そういうことはいっぱいある。それを研究するのがバケ学なんだよ。

メグ セリンリン脂質は、頭がよくなるものなの?

まこと セリンリン脂質は記憶力をよくすると言われているよ。でも、どんなメカニズムで記憶力がよくなるのか。そんなことはわかっていないし、記憶ということがどこで行われているのか、何が記憶を受け持っているのか、などが全然わかっていないんだよ。

メグ　でも、セリンリン脂質には興味があるわ。納豆はあんまり食べないけれど、他の食べ物じゃダメなの？

まこと　大豆にも卵にもそれが含まれている。だから、味噌汁にもあるわけだ。

メグ　安心したわ。私、卵は大好きだから……。

まこと　そうか、それはよいことだ。だけど「生」はいけないよ。ビオチンの吸収をじゃまするからね。

メグ　生は食べないわ。ママが言っているもの。記憶力のことだけど、記憶ってどうなっているの？　おじさんはメモ帳に書いてあるっていつか言ったでしょう。メモ帳って何のこと？

●DNAが受けもつ「記憶」

まこと　ボクの先生の本にあったんだが、その本にはメモ帳なんて言葉は書いてないけどね。遺伝子がメモ帳なんだ。つまり、メモ帳はDNAのことだよ。これをDNA記憶説と言っている。先生の仮説だから信用するかしないかはメグの判断だよ。

メグ　いつかおじさんは、遺伝子は体の設計図だって言ったわよね。ちゃんと私のメモ帳に書いてあるわよ。

まこと　それはわかっていることさ。その設計図を使ってメモを取ることができるっていうのが先生の仮説だよ。

メグ　あら、面白いじゃないの。その記憶の方法を教えて欲しいな。

まこと　それはとても難しいから勘弁してくれよ。第一、設計図のことだってまだ話してないんだよ。

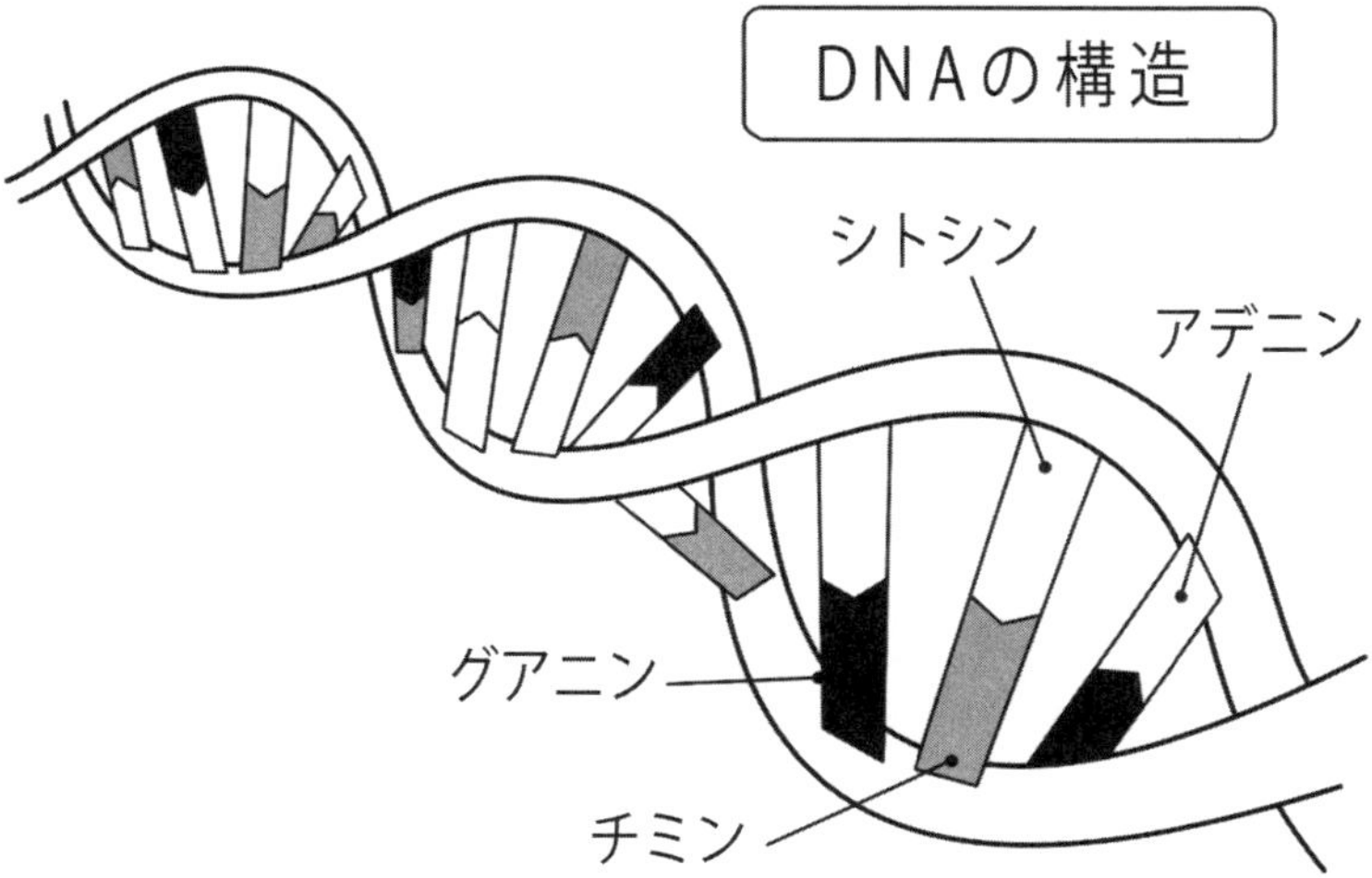

メグ　そんなこと言われたら、どうしても教えて欲しいなあ。

まこと　そうか、じゃあ仕方ない。大雑把《おおざっぱ》な説明になるけど、いつかも言ったようにDNAは暗号文になっていたよね。その暗号を利用して記憶するんじゃないかっていうのが先生の考え方なんだ。設計図にしたって暗号でできているんだ。暗号を二通りに使うって考え方があってもいいだろう。

メグ　DNAが体の設計図だっていうのも仮説なの？

まこと　それは仮説じゃない、ちゃんとした定義だ。

メグ　仮説を信用していいの？

まこと　その仮説で記憶についての全てのことがちゃんと説明がつけば、その仮説は正しいということになるんだよ。仮説をきちんと説明できるように研究するのは大変だけれど、たくさんの人の研究で科学は進歩してきたんだよ。つまり、仮説から真理へ、ということだよ。

メグ　はじめて聞いた。先生の仮説が正しいってことはいつわかるの？

まこと　永遠にわからないんじゃないかって気がすることがあるよ。何しろ、生きている人の脳で、ＤＮＡが記憶の仕事を受け持っているかどうかを観察するなんて不可能だからね。

メグ　世の中には難しい問題があるのね。それに比べればテストの問題なんて易しいもんね。必ず、誰かは解けるんだもの。

まこと　いいことを言うじゃないか。

メグ　セリンリン脂質で頭がよくなる理由が説明できるようになればいいわね。

まこと　そうだね。

●脳のエネルギー源はブドウ糖

メグ　記憶にはエネルギーがいるんでしょ？

まこと　記憶の詳しいことは何もわからないけど、記憶にエネルギーがいることだけは確かだね。メモを取るにしたって、鉛筆を動かすのにエネルギーがいるんだから……。

メグ　その燃料は何？

まこと　燃料っていうよりエネルギー源っていうほうがいい。エネルギーの元っていう意味だよ。脳のエネルギー源はブドウ糖なんだよ。それ以外のものが使われることもあるけどね。

メグ　ブドウは食べないけど、大丈夫かしら？

まこと　なるほど。ブドウ糖はブドウに含まれている糖に違いない。だが、ブドウ糖はいろいろなものに含まれているから大丈夫だよ。米にもパンにもある。それはデンプンの形になっていて、ブドウ糖の分子がたくさん結合したものなんだ。それが消化されるとちぎれてブドウ糖分子に分かれるんだ。砂糖の分子はブドウ糖分子と果糖分子とがくっついたものだよ。果糖は肝臓でブドウ糖に変わるから、結局、砂糖はブドウ糖の塊みたいなものなんだ。

メグ　安心したわ。私甘い物が好きだもの。

●ブドウ糖とタンパク質

まこと　ボクも甘い物には目がないね。

メグ　おじさんは糖尿病なのに甘い物を食べているって、ママが言っていたわ。糖尿病は甘い物を食べたらいけないの？　どうして？

まこと　糖尿病っていうのは血の中のブドウ糖が多すぎる病気だからね。それで甘い物を控えるように、医者は言うけれど、ボクはよくないことだと思っているんだ。

メグ　それはどういうわけ？

まこと　脳は一時間に五グラムのブドウ糖を要求しているんだよ。それなら必要なブドウ糖の供給がなければ脳は働かなくなると思うんだ。

メグ　何も考えられなくなるわよね？

まこと　いいや、もっとひどいことが起きるんだ。低血糖になると昏睡《こんすい》といって気を失ってしまうんだよ。

メグ　それは、大変だわ。

まこと　そこで生体の合目的性だよ。肝臓がブドウ糖を作ってくれるんだ。

メグ　原料は何なの？

まこと　いい質問をするね。原料はタンパク質だよ。

メグ　タンパク質なら私、食べているわよ。

まこと　タンパク質は体にとって何より大事な栄養素だよ。それなのに、タンパク質をブドウ糖に変えるのはもったいない話だよね。おまけにタンパク質をブドウ糖に変えるときには尿素《にょうそ》っていうものができる。しかも、この仕事にはエネルギーがいるんだよ。それって馬鹿みたいだろ？　だからそんな無駄なことをしないようにボクは甘い物を食べる。合理的だろ？　ボクみたいのを合理的主義者って言うんだよ。

メグ　たしかにおじさんは理屈ばかり言うってママは言っているわ。でも、私、理屈をこねるほうが好きみたい。

まこと　ボクに似ているってことか。

メグ　私、脳のことをもっと知りたくなったわ。記憶にはエネルギーがいるし、伝達物質を作るのにも電気を起こすのにもエネルギーがいるけど、エネルギーを使うと活性酸素が出てくるでしょ？　だから脳のエネルギーのことをもっと知りたいの。

まこと　メグは頭がよくなりたいんだものね。

メグ　そうよ。頭のよい人になりたいの。

まこと　ボクもそうだからメグの気持ちはよくわかるよ。大まかな計算だけど、静かにしているときのデータだと、全身で使うエネルギーの五分の一ずつを、脳と筋肉と肝臓が使うんだよ。スポーツをやっていたら筋肉の取り分が跳ね上がることがわかっているんだ。イエバエの寿命は普通十六日なのに、ビンに入れてあまり飛べないようにすると、寿命が二倍以上も伸びるってことが、実験でわかったんだ。筋肉で費やすエネルギーが減って活性酸素の発生が少なくなったため、と説明されている。ハエも人間も筋肉を持った動物だから同じように考えていいと思うよ。これは重要な情報だろう。

メグ 私、活性酸素のことも、気になっていたの。脳の活性酸素の発生は全身の五分の一もあるわけでしょう。スカベンジャーがなかったら大変だわ。

まこと その通り。だから中年をすぎたらスカベンジャーなしでは何が起こってもおかしくないということだよ。

メグ タバコはどうなの？　パパはタバコが好きよ。

まこと ニコチンはニューロンの伝達物質の代わりになるから、それは頭の働きをよくするけど、タバコがいけないのは煙の中の活性酸素なんだよ。だからスカベンジャーがいるんだ。

メグ　パパはスカベンジャーなんて知らないんじゃないかしら。

まこと　メグがそんなことを言ったら理屈をこねるなって言われるかな？

メグ　そうかもしれない。でも、言ったほうがいいのかしら。

まこと　これはメグの判断だよ。ボクの計算だと脳の中に発生する活性酸素の量は一時間に四十ミリグラムくらいあるからね。

メグ　あら大変よ。スカベンジャーが一時間に四十ミリグラム以上必要ってこと？　パパは何もやってないわよ。

●糖尿病にはスカベンジャー

まこと　ボクの先生が、情報は一つでも多いほうが勝ちだと言っていることはいつか言ったけど、覚えているかい？

メグ　覚えているわ。メモにあるんだもの。

まこと　パパはまだ若いから自前のスカベンジャーで何とかなっているけど、これからは必要だと思うよ。

メグ　年を取ると活性酸素の始末ができなくなるからってことでしょ？　情報は一つでも多いほうが勝ちだっておじさんは言ったんだから、知っていることをみんな教えてよ。

まこと　まず、糖尿病の話からしようか。ボクは糖尿病だから血糖値は高い。それは血液中にブドウ糖がいっぱいあるってことだよ。それは、ニューロンに入るブドウ糖の量が多いっていうことになる。つまり、エネルギー源の供給が多いってことになるよね。それはニューロンにとっては都合のいいことなんだ。日本だと糖尿病は中年過ぎの人に多いが、アメリカには若い人にも多いそうだよ。でも、大学入試の合格率は糖尿病の人のほうが高いっていうデータがあるんだ。それは血糖値の高い人のほうが頭の働きがいいってことになるんだよ。だからボクは糖尿病に感謝しているくらいだよ。

メグ　それで甘党なのね？

まこと　糖尿病患者に言っておきたいことがある。血糖値が高いと、おかしなブドウ糖分子がたくさんできて、それが自前のスカベンジャー分子にくっついて、役に立たないようにするから、活性酸素が暴れ出すんだ。だから、糖尿病の人はスカベンジャーを普通の人より余計に摂る必要があるんだよ。もちろんボクはたくさん摂っているよ。これも一つの有力な情報だと思うね。

メグ　詳しいことはわからないけれど、それが糖尿病の人たちにとって価値のある情報だっていうことはよくわかるわ。スカベンジャーの情報が大事だってことよね。おじさんの知っている情報をもっと教えて欲しいわ。

●集中と休養

まこと　頭は切り替えが必要だって言われているのは、ニューロンを休ませることになるからだと思ってる。これは仮説だけどね。

メグ　おじさんのエレクトーンは頭の切り替えの道具なんでしょ？

まこと その通り。だが、三十分も一時間も弾くことはまずないね。頭の切り替えだから少し弾くだけでいいんだよ。

メグ 集中っていえば、一部分だけ働かせて後は抑えているわけでしょう。抑えるための食べ物なんてあるの？

まこと 食べ物っていうより栄養素って言うほうがいいね。それはビタミンB_{12}だ。これを使って抑え込む物質を作ることを教えてくれた学者がいる。ビタミンB_{12}は魚卵に多いんだ。タラコやイクラにね。鶏卵にもそれはある。この話も信用できるね。

メグ 私、タラコやイクラ大好きよ。

まこと それはよかった。

メグ 納豆のこと、もっと知りたいわ。これからママに食べさせてもらおうと思っているの。

まこと セリンリン脂質が神経伝達に関係していることはわかっているんだよ。セリンはタンパク質の成分の一つだから、タンパク質に不足がなければセリンにも不足はないはずだよね。セリンはニューロンの中でセリンリン脂質に変わることができるんだよ。納豆でセリンリン脂質が摂れるなら、エネルギーを使ってそれを作るのは損だって考え方もある。ところで、キミは電車に乗って居眠りをしている人を見たことがないかね？

メグ　見たことあるわ。そんなの珍しくないわよ。何かわけがあるの？

まこと　なぜだと思う？

メグ　疲れているのよね。

まこと　そうだね。疲れている人もいるだろうし、ビタミンB_1が足りなくて居眠りする人もいるね。

メグ　ビタミンB_1は脳で何をするの？

まこと　それ自身が伝達物質でもあるし、エネルギー作りの立役者でもある。

メグ　私は居眠りなんかしないわ。ビタミンが足りているっていうこと？

まこと　メグは豚肉料理が好きだろ？

メグ　うん。大好きよ。

まこと　豚肉にはビタミンB_1が多いんだよ。

●ニューロンのネットワークを増やすには

メグ　私、何だか頭がよくなったような気がしてきたの。

まこと　記憶力・理解力・判断力がよくなった感じがするんだね？

メグ　錯覚かしら？

まこと　それも判断の問題だ。実はボクもメグの頭がよくなったと思っているんだよ。

メグ　本当？　証拠はある？

まこと　あるさ。ボクはメグのニューロンのネットワークを作ろうとしていろいろ話してきたけど、それに成功したと思っている。これはボクの判断だがね。よい頭とは中身のあるニューロンのネットワークが緻密《ちみつ》にできていることなんだよ。わかるかな？

メグ　理解力の問題ね。

まこと　その通り。

メグ　おじさんの話を聞いて理解できていることを言ってみるわね。

まこと　ぜひ聞きたいね。

メグ　誰の脳も生まれつきいいも悪いもない。いいも悪いも条件次第。栄養条件のことよ。それから勉強するかしないか、食事が規則正しいかどうか、徹夜みたいなことをするかしないかってたくさん条件はあると思うけど。まだ、あるかしら？

まこと　メグの理解力や記憶力は相当なもんだね。はじめの頃よりずいぶん頭がよくなってきたと思うよ。タンパク質が栄養のトップにくるんだから、これからもうんと摂ってほしいな。ボクの若いときにやれなかったことを。

メグ　どのくらい？

まこと　そうだなあ。毎日必ず卵と牛乳は摂って欲しいね。

メグ　私、あきないで食べられるかしら？

まこと　やろうとしなけりゃできないさ。ママにそれを言ったほうがいいよ。

よい頭をつくるために

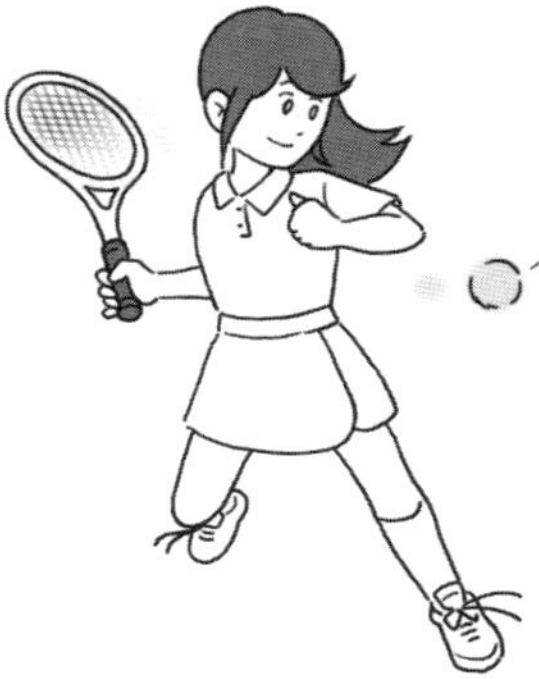

体を動かす

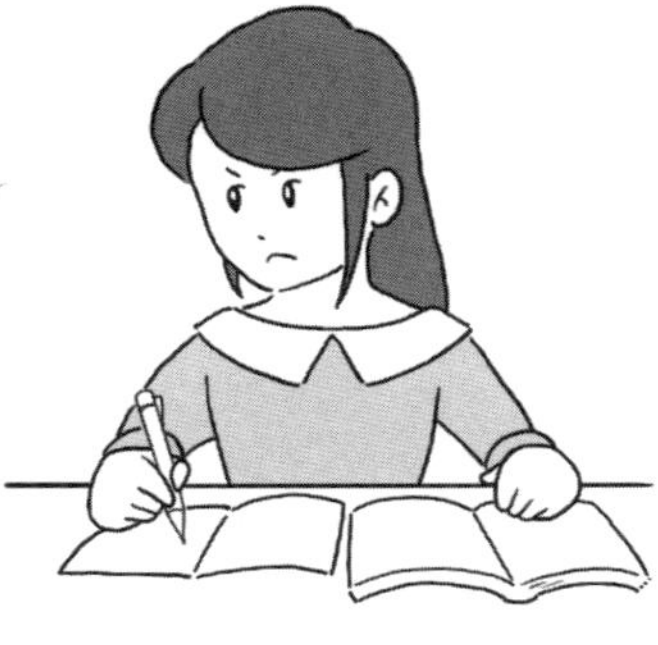

勉強する

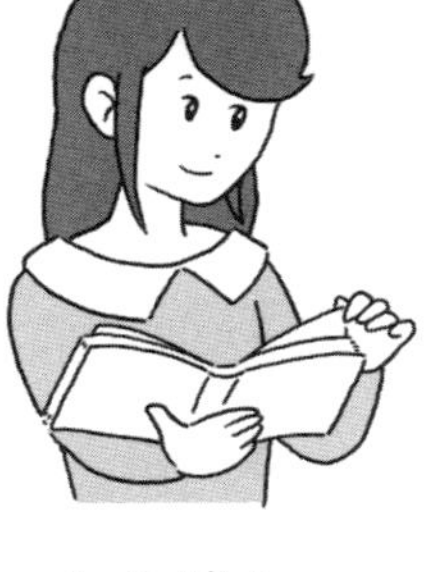

本を読む

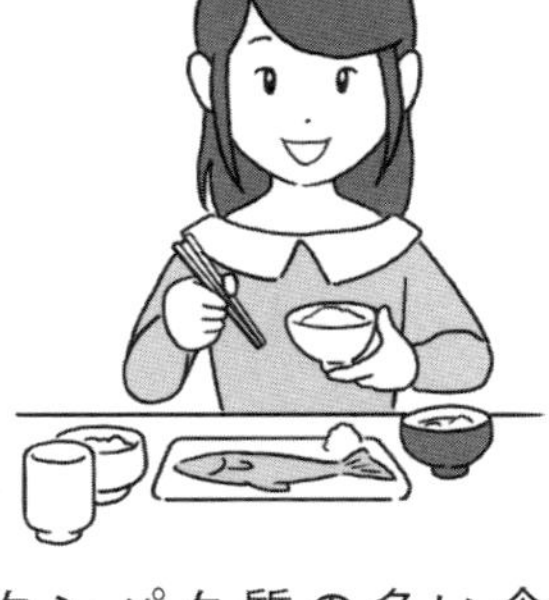

タンパク質の多い食事

メグ　食べてはいけないものはないの？
まこと　マーガリンとショートニングかな。（163ページ参照）
メグ　じゃあ、バターも？
まこと　そんなことはないよ。
メグ　あとひとつ教えて。ニューロンのネットワークを増やすにはどうすればいいの？
まこと　それは読書だよ。むろん学校の授業だって大切だから、頑張らなくてはいけないよ。
メグ　どんな本を読めばいいの？
まこと　理科の本かな。たとえばこの本さ！　ボクとメグの話したことは本になるんだからね。

補足説明

なぜタンパク質が大切なの？

マコトおじさんが話していたように、私たちの身体は主にタンパク質でできています。筋肉や内臓、骨、血液はもちろん、皮膚や髪、爪も、タンパク質が材料です。

例えば、家を建てるとき、古材を利用したとしましょう。古材には穴が開いていたり、欠けていたり、傷がついていています。古材で建てた家は、雨漏りがしたり、隙間風が吹く家になってしまいます。タンパク質が不足している体内では、これと同じことが起きてしまうかもしれません。それでは本当に健康な身体を維持することはできません。

つまり、大切なのはその「質」にあります。タンパク質の〝質〟はアミノ酸の種類と量で決まります。人間にとって理想的な比率でアミノ酸が含まれているタンパク質を、良質タンパクと言います。

アミノ酸　桶の理論

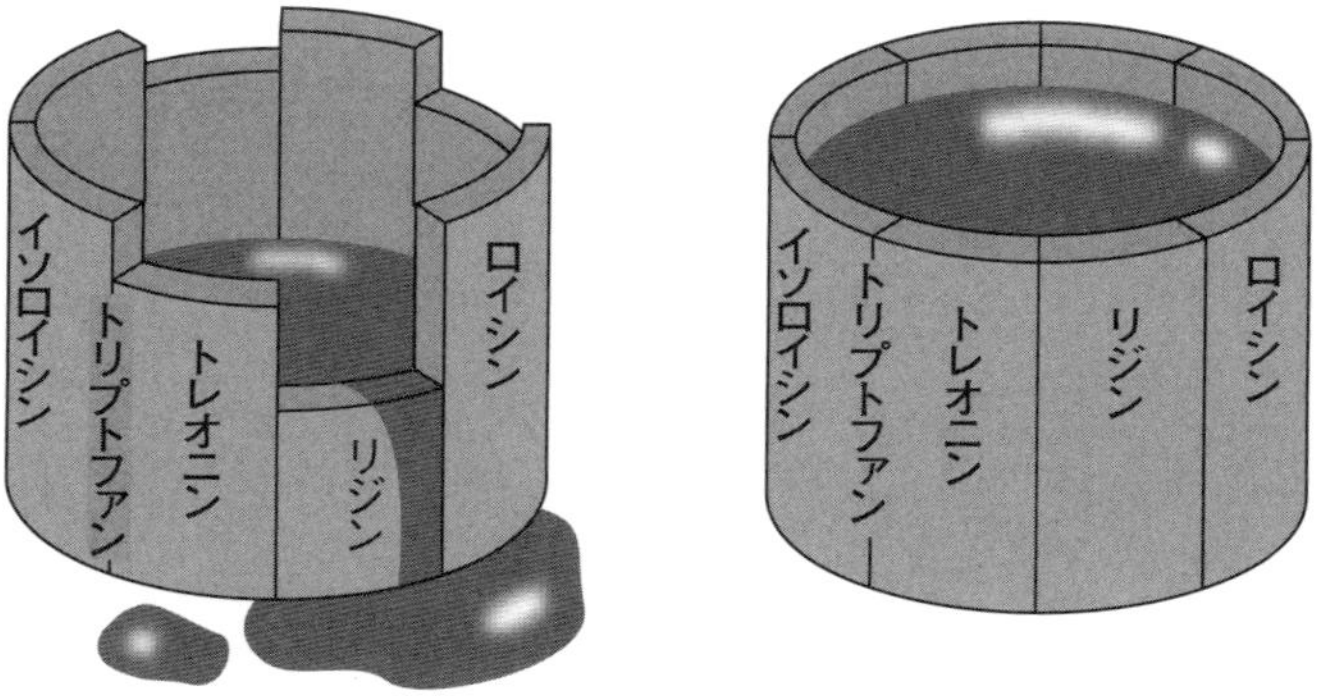

良質タンパクは肉や魚、大豆にも含まれていますが、最も良質な食品は卵です。良質なタンパク質を毎日摂ることは、健康には欠かせません。

必須アミノ酸のひとつひとつを桶の板にたとえた「桶の理論」についてもご説明しておきます。

一枚でも低い桶板があると、そこまでしか水が溜まらないのと同じように、必須アミノ酸が一つでも不足すると、身体に必要なタンパク質が作れなくなります（図参照）。

身体を構成するタンパク質は、約二十種

類のアミノ酸から成り立っています。成人の場合、このうち体内で作れない九種類のアミノ酸が必須アミノ酸です。そのためこれら必須アミノ酸は食物から摂らなければなりません。

スカベンジャーとは?

生きていると、私たちの体の中に活性酸素が発生します。ガンも脳卒中も、恐ろしい病気の原因のほとんどは活性酸素のしわざ、と言っても過言ではありません。

その悪さから身を守るのが、「スカベンジャー」という物質です。

スカベンジャーとは体内の活性酸素を片付けてくれる「掃除屋」のことです。

人間の体には、もともとスカベンジャーが備わっていますが、その能力は加齢とともに減少します。そのため、意識的にスカベンジャーを含む食べ物を摂取することが必要です。

スカベンジャーには数千もの種類があり、その多くが植物に含まれています。

中には人間の体では利用できないものもありますが、その場合は吸収されず、排泄されます。

スカベンジャーとなる食品

	食品名
ビタミンC	レモン、イチゴ、ミカン、柿、パセリ、トマト、ブロッコリー、ピーマン、サツマイモ、番茶
ビタミンE	アーモンド、コムギ胚芽、大豆、落花生、ウナギ、シジミ、カツオ、アユ
カロチノイド	緑黄色野菜（ニンジン、カボチャ、トマトなど）、柑橘類、抹茶、赤身の魚、海藻、卵黄、魚卵（タラコ、スジコ、ウニなど）
ポリフェノール	ゴマ、緑茶、赤ワイン、コーヒー、ショウガ、香辛料（グローブ、ナツメグなど）、ハーブ

病気や老化の原因となる活性酸素を除去する物質「スカベンジャー」は、日常的な食品にも豊富に含まれている。

逆に、優秀なスカベンジャーは、ベータカロテンやキサントフィルなどで、これらはニンジンやカボチャ、トマトをはじめとする緑黄色野菜のほか、柑橘類や海藻、鶏や魚の卵に含まれています。

身近な食べ物にもスカベンジャーは含まれています。

「ポリフェノール」という言葉を聞いたことがあるのではないでしょうか。実はこれも、スカベンジャーの一つ。ポリフェノールはゴマや緑茶、赤ワインなどに含まれていて、日常的に摂取できる力強い味方です。

また摂取方法をひと工夫するだけで、より効果的にスカベンジャーを摂取することができます。緑茶に含まれるカテキンというスカベンジャーは、少し冷ました湯で淹れて飲んだほうが吸収されやすいという特徴があります。またゴマもそのまま食べるより、煎って食べたほうが吸収しやすくなります。

健康的な食生活を送りたい人は、スカベンジャーを含む食べ物を日常的に摂ることと、摂取方法に気をつけること。この2点を大切にしてほしいと思います。

マーガリンよりバターがいいのはなぜ？

動物性脂肪よりも植物性脂肪の方がいい、という考え方から、バターは動物性脂肪だから敬遠し、その代わりにマーガリンを朝食のパンに塗って食べている、という人もいるのではないでしょうか。

しかしこの本の著者の三石先生はご存命中、絶対にマーガリンを口にしなかったそうです。それどころか「有害なもの」として、マーガリンとショートニングは「食べてはいけない」とおっしゃっていました。

マーガリンの原料となる植物油や魚の油は、常温では液体です。したがって、そのままではバターの代用品になりません。

そこで水素を加えて融点を上げ、常温でも固まるようにしました。

ここで問題になるのは、水素を添加した時に、分子の立体形が変わってしまうという

「硬化油」が危ない

マーガリンやショートニングは
常温で固めるために水素を添加している

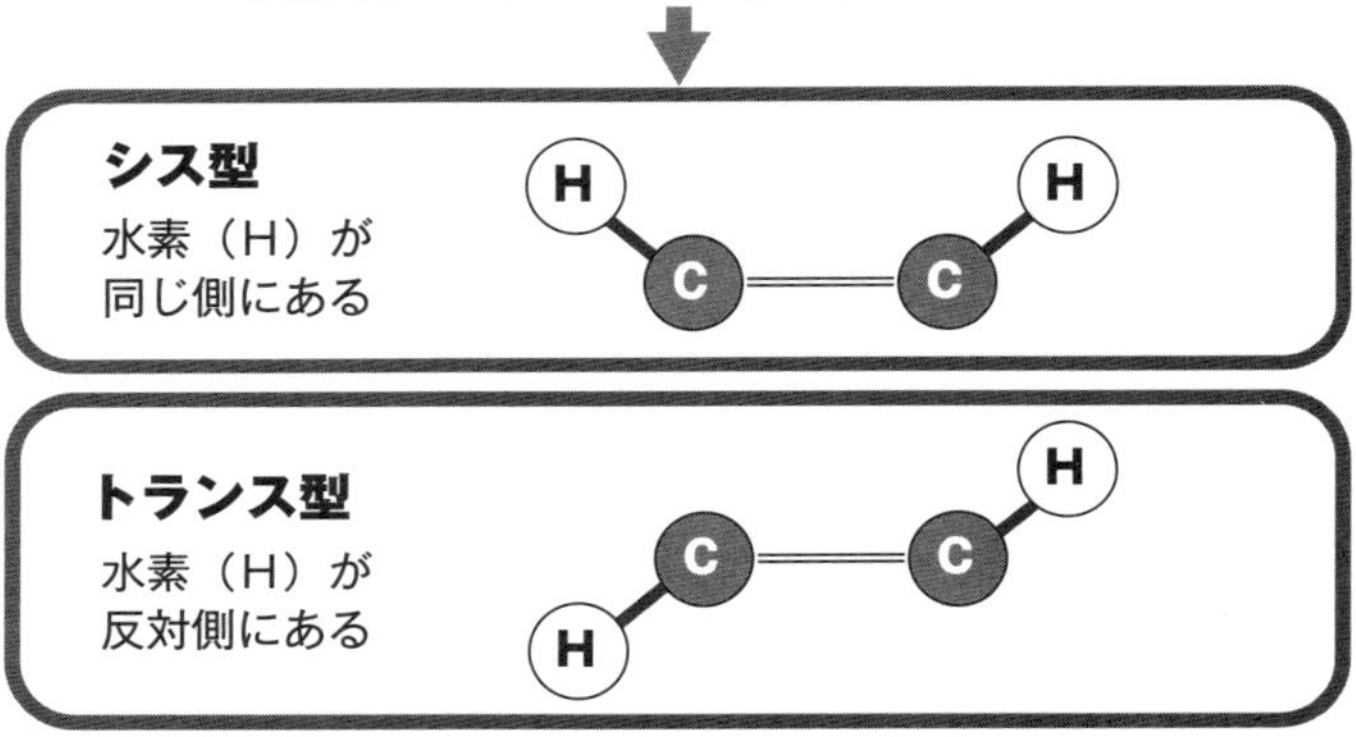

生成過程で、「トランス脂肪酸」ができる。

ことです（シス型→トランス型）。

トランス脂肪酸は、プロスタグランデイン（身体機能を微調整するホルモン）の生成を阻害し、血液中の悪玉コレステロールを増やして善玉を減らし、心疾患を増加させるという報告もあります。

あとがき

父三石巌は児童書、科学書、健康関連の書物など三百冊余り書き残しましたが、没後二十年も経つと絶版のものがほとんどです。

ライターの手が入ることを嫌い、締め切りが近くなると十分足らずの電車の中でも原稿を書いている姿が思い出されます。

「百年経っても腐らない情報でなくてはならない。」と言い、四十年も前に仮説として言っていたことが今になって肯定されてきたことは驚きでもあり、誇りでもあります。

そして今、再版していただけることに感謝しております。

父は「電灯はエジソンが発明した。」と父親から聞き発明家を夢見て育ち、十代の頃の発明記録ノートには驚くほど精密な設計図が描かれています。

私の子供の頃の父は小・中学校の理科の教科書や参考書を書き、大学で教えながら特許の申請をしていました。

その中で記憶にあるのがコンタクトレンズです。

六十年くらい前のことで、目の中にレンズを入れることなど考えられない時代で、特許の申請に行き、一笑に付されたそうです。

理論でも特許でも先端を行き過ぎていたのだと思います。

兄がコンタクトにした時に、「僕の発明が受理されていたらなぁ。」と残念そうに言った顔を思い出します。

発明は形に残りませんでしたが、「三石理論」という大きな財産を遺して逝きました。

この理論こそが、健康寿命を保証してくれるものではないかと思っております。

莫大な医療費の削減には自分や家族の健康を医師に委《ゆだ》ねるだけではなく、正しい知識や情報の蓄積によって健康の自主管理をして欲しいと訴え続けました。

二〇一九年十月

株式会社メグビー代表取締役　笹木多恵子

誰《だれ》でもできる　頭《あたま》のよくなる習慣《しゆうかん》

令和元年11月10日　初版第1刷発行

著　者　三《み》石《いし》　巌《いわお》

発行者　辻　浩明

発行所　祥《しよう》伝《でん》社《しや》

〒101-8701

東京都千代田区神田神保町3-3

☎03(3265)2081(販売部)

☎03(3265)1084(編集部)

☎03(3265)3622(業務部)

印　刷　堀内印刷

製　本　ナショナル製本

ISBN978-4-396-61708-0 C0047

Printed in Japan

祥伝社のホームページ・http://www.shodensha.co.jp/

祥伝社のベストセラー

医学常識はウソだらけ

分子生物学が明かす「生命の法則」

その常識が「命取り」になる！　コレステロールは〝健康の味方〟？
貧血には鉄分ではなく、タンパク質⁉　あなたの常識は本当に正しい？

文庫判

三石　巌

脳細胞は甦る

ボケ、老化を防ぐ「脳の健康法」

あなたの脳、まだまだ賢くなります！　アインシュタインの脳に多く存在した物質、
大豆や卵がボケを防ぐ etc.……分子栄養学が明かす、脳の活性化の原理。

文庫判

三石　巌

からだの中から健康になる長寿の秘密

95歳が実践した脳、筋肉、骨が甦る「分子栄養学」健康法

95歳でスキーをしても疲れない理由　からだと素直につき合えば病気にならない
――三石流、健康で長生きの秘訣を語る。渡部昇一氏も称賛！

文庫判

三石　巌